心血管病防治从指南到实践系列丛书

冠状动脉疾病介入治疗
——从指南到实践

主　编　方唯一
编　者　（按姓氏笔画排序）
　　　　马依彤（新疆医学院第一附属医院心内科）
　　　　王　健（北京安贞医院心内科）
　　　　方唯一（上海胸科医院心内科）
　　　　乔树宾（北京阜外医院心内科）
　　　　刘圣文（北京阜外医院心内科）
　　　　何　奔（上海仁济医院心内科）
　　　　陆　浩（上海中山医院心内科）
　　　　陈纪言（广东省人民医院心血管内科）
　　　　周云飞（重庆新桥医院心内科）
　　　　周颖玲（广东省人民医院心内科）
　　　　郑　博（北京大学第一医院心内科）
　　　　郑晓群（长春市中心医院心内科）
　　　　钱菊英（上海中山医院心内科）
　　　　黄　岚（重庆新桥医院心内科）
　　　　董豪坚（广东省人民医院心内科）
　　　　颜红兵（北京安贞医院心内科）
　　　　霍　勇（北京大学第一医院心内科）

北京大学医学出版社

图书在版编目（CIP）数据

冠状动脉疾病介入治疗——从指南到实践/方唯一主编.
北京：北京大学医学出版社，2009
（心血管病防治从指南到实践系列丛书/胡大一主编）
ISBN 978-7-81116-634-7

Ⅰ.冠… Ⅱ.方… Ⅲ.冠状血管—动脉疾病—介入疗法 Ⅳ.R543.305

中国版本图书馆 CIP 数据核字（2009）第 155088 号

冠状动脉疾病介入治疗——从指南到实践

丛书主编：胡大一
本书主编：方唯一
出版发行：北京大学医学出版社（电话：010-82802230）
地　　址：（100191）北京市海淀区学院路 38 号　北京大学医学部院内
网　　址：http://www.pumpress.com.cn
E - mail：booksale@bjmu.edu.cn
印　　刷：北京瑞达方舟印务有限公司
经　　销：新华书店
责任编辑：高　瑾　　责任校对：金彤文　责任印制：张京生
开　　本：850mm×1168mm　1/32　印张：7.25　字数：176 千字
版　　次：2009 年 12 月第 1 次印刷　2010 年 6 月第 2 次印刷　印数：3001-5000 册
书　　号：ISBN 978-7-81116-634-7
定　　价：19.80 元

版权所有，违者必究

（凡属质量问题请与本社发行部联系退换）

心血管病防治从指南到实践系列丛书
编 委 会

丛书主编　　　胡大一
丛书副主编　　黄元铸　方　全　赵　学
编委会成员　　（按姓氏笔画排序）
　　　　　　　方唯一　齐向前　吴　彦
　　　　　　　邹建刚　陆国平　荆志成
　　　　　　　祝之明

前 言

从步履到航海,再从航海到航天,人类前进与腾飞的历史可以简单归纳为指南针向全球定位系统的发展史。指南针是让旅行者更好地保持自己前进的方向,并不强制旅行者朝南方走去。医学指南已历经千年沧桑,犹如指南针向全球定位系统的变迁。个体医生长期的实践体会总结为临床经验,对临床试验证据进行荟萃分析整合,达成临床专家共识,进一步形成临床指南。现代临床指南源于循证医学,体现了临床权威学术机构的循证医学实践。其对临床试验获得的充分证据和现代的资料进行了科学系统的评定和总结。然而,临床指南不是法律,临床指南推出的目的是让临床医生更科学规范地从事临床诊疗实践,并不强求临床医生样样照搬指南,事事教条行医。

指南由于具有指导性和权威性强的特点,一直受到临床医生的关注。鉴于我国目前循证医学基础薄弱,真正以中国人为对象的大型临床试验太少,难以形成真正源于中国循证医学的临床指南。因此,借鉴国外指南,应用于国内临床实践,已成为普遍现象。照搬国外临床指南,指导中国临床实践,常常引发与中国医疗现状脱节的问题和弊端。另一方面,部分基层医生可能面对指南望而生畏,感叹指南高不可攀,于是最终落入对指南视而不见、见而不用、用而不效的尴尬境地。本系列丛书旨在将国内外最新指南与中国具体临床实践结合起来,强调指南的实用性,从指南中来,到实践中去,汲取和挖掘临床指南的先进理念,细化落实临床指南的实用内容。以丛书形式展现,既系列统一,又独立成册,内容集中,阅读方便。更值得一提的是,本丛书还将随临床指南的不断更新而更新,与时俱进地展现从指南到实践的真正风范。

尽管编者努力工作、尽力完善，但离我们预期的目标与水平仍相差甚远。本系列丛书的第 1 版仅是沿着正确方向的初步探索，衷心希望广大读者批评指正。

胡大一
2009.8

目　录

第一章　冠状动脉介入治疗的焦点和热点 …………………… 1
第二章　慢性稳定性冠心病介入治疗实践 …………………… 30
第三章　非 ST 段抬高型急性冠状动脉综合征的
　　　　经皮冠状动脉介入治疗（PCI）实践 …………… 57
第四章　急性 ST 段抬高型心肌梗死的直接 PCI 实践 ……… 85
第五章　急性心肌梗死的补救性 PCI 应用现状 …………… 107
第六章　急性心肌梗死的择期 PCI 治疗实践 ……………… 115
第七章　PCI、单纯药物或冠状动脉旁路移植术（CABG）
　　　　的决策实践 ………………………………………… 131
第八章　药物洗脱支架和裸支架的决策实践 ……………… 153
第九章　冠状动脉介入治疗前后的药物辅助治疗实践 …… 176
第十章　复杂病变及特殊人群的 PCI 实践 ………………… 195

第一章 冠状动脉介入治疗的焦点和热点

要点：

- 2009年中国《经皮冠状动脉介入治疗指南》对稳定性冠心病患者的PCI推荐指征——强调必须有大范围心肌缺血，可包括各种适合进行PCI的病变亚组，但对多支病变合并糖尿病和无保护左主干病变两类患者推荐程度仍有所保留。
- 对于非ST段抬高型急性冠状动脉综合征患者，强调根据危险分层情况选择相应治疗方案。并独创性地提出极高危患者的危险分层特征，推荐极高危患者应在2h内施行侵入策略。
- 对近年来发展起来的针对急性ST段抬高型心肌梗死（STEMI）患者的各种PCI策略的推荐指征作了详细的说明。否定了应用全量溶栓剂后立即行易化PCI的策略。
- 冠心病治疗方案的选择应结合患者的临床症状和心肌缺血的范围、冠状动脉造影的结果、左心室功能、病变风险评分等综合判断。
- 结合中国目前药物洗脱支架（DES）应用过于普及情况，指南强调在使用DES之前应确保患者能够使用至少1年的双重抗血小板药物。
- PCI围术期用药方面，强调普通肝素仍然是首选的抗凝药物，未强调不同糖蛋白Ⅱb/Ⅲa受体拮抗剂之间应用的差别。

自 2002 年发表了中国首个《经皮冠状动脉介入治疗指南》以来，PCI 技术及辅助药物治疗又得到了进一步发展，尤其是 DES 的广泛应用，明显地减少了因再狭窄而造成的再次血管重建，成为 PCI 技术发展的一个新的里程碑。大量临床试验结果的发表，为 PCI 临床应用提供了新的循证医学证据。2009 年中华医学会心血管病学分会及中华心血管病杂志编辑委员会专家组发布了最新的《经皮冠状动脉介入治疗指南》（以下简称《新指南》）。《新指南》共分以下八个部分：概述，血管重建策略选择，PCI 方法的选择，冠状动脉成像及血流动力学评价，PCI 术的药物治疗，对比剂，复杂病变及特殊人群的 PCI，并发症及处理。本章就 2009 年《新指南》的更新内容、与欧美指南的异同点、冠状动脉介入治疗领域的焦点和热点等问题一一进行解读，以期读者能更清晰理解《新指南》的含义和发展。

一、概念的更新

（一）2009 年版指南与 2002 年版指南不同，《新指南》对推荐类别的表述完全采用 ACC/AHA 的方式：

Ⅰ类：指那些已证实和（或）一致公认有益、有用和有效的操作或治疗，推荐使用。

Ⅱ类：指那些有用/有效的证据尚有矛盾或存在不同观点的操作或治疗。

Ⅱa 类：有关证据/观点倾向于有用/有效，应用这些操作或治疗是合理的。

Ⅱb 类：有关证据/观点尚不能充分证明有用/有效，可以考虑应用。

Ⅲ类：指那些已证实和（或）一致公认无用和（或）无效，并对一些病例可能有害的操作或治疗，不推荐使用。

对证据来源的水平表达如下：

证据水平 A：资料来源于多项随机临床试验或荟萃分析。

证据水平 B：资料来源于单项随机临床试验或多项非随机对照研究。

证据水平 C：仅为专家共识意见和（或）小规模研究、回顾性研究、注册研究。

（二）除沿用原先的 PCI 成功的定义标准外，对并发症的定义进行了更新。采用了学术研究联盟（Academic Research Consortium）共识的定义：(1) 死亡——指 PCI 术中或术后发生的与器械或操作相关的并发症有关的死亡。(2) 围术期心肌梗死（MI）——指术后 48 h 内新出现的 Q 波和（或）心肌损伤标志物升高；对基线心肌损伤标志物正常的患者，术后肌钙蛋白或肌酸激酶同工酶（CK-MB）升高大于正常上限 3 倍定义为 PCI 相关 MI。(3) 靶病变血运重建（TLR）——指由于有缺血症状或客观证据并且靶病变处管腔狭窄严重度＞50% 而进行的血管重建术。

（三）更新了对开展 PCI 的医疗机构资质及术者的要求，即引用卫生部于 2007 年发布的《心血管疾病介入诊疗技术管理规范》。

该规范要求开展 PCI 的医疗机构应为三级医院，除有心血管内科外，还应有心脏大血管外科或心胸外科；有心血管造影室（配有至少一台 800 mA 以上的数字剪影血管造影机）和心脏重症监护室（CCU）；每年完成的心血管病介入诊疗病例不少于 200 例，其中治疗性病例不少于 100 例，血管造影并发症发生率低于 0.5%，心血管病介入诊疗技术相关死亡率低于 0.5%；要求从事 PCI 的医师应经过卫生部认定的心血管疾病介入诊疗培训基地系统培训并考试合格，作为术者每年需完成 PCI 不少于 50 例。

二、血管重建策略选择

（一）PCI 的一般指征

《新指南》强调在充分理解指南所推荐的 PCI 指征的同时，

还应当结合以下情况进行综合考虑：医院条件、术者经验、对每个患者各种条件的综合评估、心外科的支持、患者及家属的期望值及治疗费用等。只有充分评估这些因素，才能使指南中所推荐的PCI指征能更有效地指导临床实践。与美国的《经皮冠状动脉介入治疗指南》相比，我国2009年的《新指南》对PCI一般指征的推荐更接近欧洲心脏病学会（ESC）的《经皮冠状动脉介入治疗指南》。在冠心病分类方面，不同于旧版指南及美国指南对冠心病的临床分类，《新指南》将冠心病临床类型概括为三类：慢性稳定性冠心病、非ST段抬高型急性冠状动脉综合征、急性STEMI。

1. 慢性稳定性冠心病PCI推荐指征：(1) 有较大范围心肌缺血的客观证据（Ⅰ类推荐，证据水平A；简称Ⅰ/A）；(2) 自体冠状动脉的原发病变常规置入支架（Ⅰ/A）；(3) 静脉旁路血管的原发病变常规置入支架（Ⅰ/A）；(4) 慢性完全闭塞病变（Ⅱa/C）；(5) 外科手术高风险患者（Ⅱa/B）；(6) 多支血管病变无糖尿病，病变适合PCI（Ⅱa/B）；(7) 多支病变合并糖尿病（Ⅱb/C）；(8) 经选择的无保护左主干病变（Ⅱb/B）。

慢性稳定性冠心病包括两部分患者：无痛性心肌缺血和稳定型心绞痛，应该明确的是，PCI技术是缓解慢性稳定性冠心病患者症状的有效方法之一。虽然与药物治疗相比，其总体上不能降低死亡及心脏梗死（MI）发生率，但在有较大范围心肌缺血的患者中PCI有望改善长期预后。因此，PCI主要应用于正规药物治疗的基础上仍有症状的患者以及有明确较大范围心肌缺血证据的患者。《新指南》强调对这部分患者一定要有客观证据支持的较大范围心肌缺血，或者正规药物治疗无效的心绞痛，这样才能发挥PCI相对药物治疗有效缓解症状及可能改善预后的作用。PCI可应用于适合PCI的几乎所有病变类型，但在多支病变合并糖尿病和无保护左主干病变两类患者中推荐程度仍有所保留。

2. 非 ST 段抬高型患者 PCI 推荐指征：（1）对极高危患者行紧急 PCI（2 h 内）（Ⅱa/B）；（2）对中、高危患者行早期 PCI（72 h 内）（Ⅰ/A）；（3）对低危患者不推荐常规 PCI（Ⅲ/C）；（4）对 PCI 患者常规置入支架（Ⅰ/C）。

非 ST 段抬高型急性冠状动脉综合征（ACS）包括不稳定型心绞痛和非 ST 段抬高型 MI。《新指南》强调对这些患者应首先进行危险分层，根据危险分层情况采取早期保守策略或早期介入策略。不同于欧美指南，《新指南》分别列举了极高危和中、高危的危险分层指标。特别强调对濒临心肌梗死或血流动力学不稳定的极高危患者推荐于 2 h 内紧急进行 PCI。

极高危患者是指（符合以下 1 项或多项）：（1）严重胸痛持续时间长、无明显间歇或＞30 min，濒临 MI 表现；（2）心肌损伤标志物显著升高和（或）心电图示 ST 段显著压低（≥2 mm）持续不恢复或范围扩大；（3）有明显血流动力学变化、严重低血压、心力衰竭或心源性休克表现；（4）严重恶性心律失常：室性心动过速（室速）、心室纤颤（室颤）。

中、高危患者（符合以下 1 项或多项）：（1）尽管强化抗缺血治疗 24 h 内仍反复发作胸痛；（2）心肌损伤标志物升高；（3）心电图有 ST 段压低（＜2 mm）；（4）有 MI 病史；（5）PCI 后或 CABG 后；（6）左心室射血分数（LVEF）＜40%；（7）有造影显示冠状动脉狭窄病史；（8）糖尿病；（9）肾功能不全（肾小球滤过率＜60 ml/min）。

对于低危和早期未行 PCI 的非 ST 段抬高型 ACS 患者，出院前应进行必要的评估，根据心功能、心肌缺血情况和再发心血管事件的危险采取相应的治疗。

关于非显著狭窄的不稳定病变的 PCI 问题，目前临床研究较少。一项研究包含 65 例冠状动脉临界病变且无创性检查未能诱发心肌缺血的稳定性冠心病患者，随访 12～33 个月，5% 的患者发生 MI 或猝死，另有 20% 患者接受 PCI 术，提示临界病变随后发生心血管事件的发生率并不低。事实上，相当部分急性冠状动脉综合征均发生于非显著狭窄的不稳定病变基础上。波兰的一项研究在94例冠状动脉临界病变的急性冠状动脉综合征患者中比较PCI和药物保守治疗的疗效，在平均521天的随访中，二组血管重建率及主要不良心脏事件（MACE）发生率相同。由于研究采用的是金属裸支架，不能反映药物支架时代的实践现状。因此《新指南》未给出推荐意见。

3. 急性STEMI

循证医学证据表明，PCI能有效降低STEMI总体死亡率。总体死亡率降低的获益受以下因素的影响：患者发病时间、梗死部位及心功能状况所构成的总体危险度、患者年龄及合并疾病情况、患者用药情况、医生经验及导管室人员熟练配合程度以及进门-球囊扩张（door-to-balloon, D-to-B）时间。所以，合理、有效地使用PCI技术是STEMI再灌注治疗的关键。

(1) STEMI患者直接PCI推荐指征：① 所有STEMI发病12 h内，D-to-B时间90 min以内，能由有经验的术者和团队操作（Ⅰ/A）；② 溶栓禁忌证患者（Ⅰ/C）；③ 发病>3 h的患者更趋首选PCI（Ⅰ/C）；④ 心源性休克、年龄<75岁、MI发病<36 h、休克<18 h（Ⅰ/B）；⑤ 有选择的年龄>75岁的心源性休克、MI发病<36 h、休克<18 h，权衡利弊后可考虑PCI（Ⅱa/B）；⑥ 发病12～24 h，仍有缺血证据，或有心功能障碍、血流动力学不稳定或严重心律失常（Ⅱa/C）；⑦ 患者血流动力学稳定时，不推荐直接PCI干预非梗死相关动脉（Ⅲ/C）；⑧ 发病>12 h无症状，血流动力学和心电稳定患者不推荐直接进行PCI（Ⅲ/C）；⑨ 常规支架置入（Ⅰ/A）。

(2) STEMI患者转运PCI推荐指征：就诊医院无行直接PCI条件，尤其是有溶栓禁忌证或虽无溶栓禁忌证却已发病>3 h而<12 h患者（Ⅰ/B）。

(3) STEMI患者补救PCI推荐指征：① 溶栓45～60 min

后仍有持续心肌缺血症状或表现（Ⅰ/B）；② 合并心源性休克，年龄＜75岁、发病＜36 h、休克＜18 h（Ⅰ/B）；③ 发病＜12 h 合并心力衰竭或肺水肿（Ⅰ/B）；④ 年龄＞75岁心源性休克，MI 发病＜36 h、休克＜18 h，权衡利弊后可考虑补救 PCI（Ⅱa/B）；⑤ 血流动力学或心电不稳定（Ⅱa/C）。

（4）STEMI 患者易化 PCI 推荐指征：① 否定了应用全量溶栓剂后立即行易化 PCI 的策略（Ⅲ/B）；② 出血风险很低的年轻、高危的 STEMI 患者 90 min 内不能立即进行 PCI 时可考虑应用［非全量溶栓剂和（或）其他抗栓药物及不同组合的易化 PCI］（Ⅱb/C）。

由于应用全量溶栓剂后立即行易化 PCI 对患者有害无益，故美国《经皮冠状动脉介入治疗指南》推荐对低出血风险、90 min 内不能立即进行 PCI、高危的 STEMI 患者应用非全量溶栓剂的其他易化 PCI 策略（Ⅱb/C）。但《新指南》并未强调对上述特殊亚组患者易化 PCI 方案仅限非全量溶栓剂。非全量溶栓剂和（或）其他抗栓药物及不同组合的易化 PCI 研究仍在进行中，其结果有望在将来的指南更新中有所体现。

（5）早期溶栓成功或未行溶栓的患者择期行（＞24 h）PCI 推荐指征：① 病变适宜 PCI 且有再发 MI 的危险（Ⅰ/C）；② 病变适宜 PCI 且有自发或诱发缺血表现（Ⅰ/B）；③ 病变适宜 PCI 且有心源性休克或血流动力学不稳定（Ⅰ/B）；④ LVEF ≤40%，心力衰竭，严重室性心律失常，常规行 PCI（Ⅱa/C）；⑤ 对无自发或诱发缺血的梗死相关血管（IRA）的严重狭窄于发病 24 h 后行 PCI（Ⅱb/C）；⑥ IRA 完全闭塞，无症状的 1～2 支血管病变，无严重缺血表现，血流动力学和心电学稳定，不推荐发病 24 h 后常规行 PCI（Ⅲ/A）。

笔者认为 IRA 完全闭塞的情况应区别对待。对 IRA 完全闭塞同时伴有侧支形成的病变应视同开放但有狭窄的病变，其供血范围内的心肌存活情况取决于侧支形成的早晚和有效供血的速度，有必要行功能检查来评估存活心肌的状况，以决定进一步的治疗方案。

欧洲《经皮冠状动脉介入治疗指南》推荐溶栓后24 h内常规行冠状动脉造影/PCI（Ⅰ/A），美国《经皮冠状动脉介入治疗指南》将冠状动脉造影作为溶栓后患者（Ⅱb/B）和未行溶栓患者（Ⅱb/C）有创评估的一部分，中国旧指南也认为出院前常规行冠状动脉造影检查是合理的。《新指南》虽未特别推荐冠状动脉造影，但应该是默认冠状动脉造影作为早期溶栓成功或未行溶栓患者常规的检查手段，尤其是有症状的高危患者。

《新指南》将发病12 h作为再灌注治疗的时间窗口，超过该时间则不主张行再灌注治疗，除非有明确的缺血依据或血流动力学、心电不稳定。但对发病超过12 h的患者而言，也有临床依据提示施行PCI仍可获益。BRAVE-2研究显示发病12~48 h的无心绞痛患者施行PCI能显著降低心肌坏死范围，尽管对30 d的硬终点事件（死亡/MI/卒中）无影响。在急性STEMI发病3~28 d对闭塞血管行PCI的OAT研究显示，相对于保守治疗，PCI未显著降低术后4年的死亡率、再次MI、严重心力衰竭等事件的发生率，但能显著改善术后初期患者的心绞痛症状，减少血管重建需要。SWISSI Ⅱ研究对201例STEMI发病3个月内但有明确心肌缺血、造影证实1~2支血管病变的患者，比较PCI与药物治疗的疗效，随访10.2年，显示PCI显著降低死亡、MI及血管重建率，并改善患者的活动能力和左室射血分数。

PCI围术期心肌损伤标志物升高，原因主要与斑块破裂释放、微栓塞、血栓形成、分支闭塞、静脉桥血管介入、多支架置入等有关。关于其与患者预后的相关性，愈来愈多的证据表明在非AMI患者，只有CK-MB高于正常上限5倍以上（而非任何水平的肌钙蛋白升高）才是提示患者预后不良的危险因素；而低于此水平的CK-MB轻度升高是PCI的常见事件，对预后影响不大。

（二）PCI 与单纯药物治疗、CABG 的比较

1. PCI 与药物治疗的比较：PCI 主要价值一是对急性冠状动脉综合征，尤其是 ST 段抬高型急性心肌梗死的早期干预，能挽救心肌、挽救生命；二是对稳定性冠心病患者，在切实改善生活方式和理想用药基础上仍不能控制心绞痛的情况下，PCI 治疗有助于缓解症状，改善生活质量，对死亡和 MI 发生率以及远期预后没有影响。

ACIP 研究是奠定 PCI 在明确心肌缺血的稳定性冠心病患者中作为首选治疗策略的研究。入选 558 例经运动试验或 48 h 动态心电图证实有严重心肌缺血的冠心病患者，随机进入 3 个治疗组：血管重建组（192 例），心绞痛的药物治疗组（183 例）及心肌缺血的药物治疗组（183 例）。随访 2 年发现，与心绞痛的药物治疗组及心肌缺血的药物治疗组相比，血管重建术显著降低死亡率（1.1% $vs.$ 6.6%和4.4%，$P<0.02$），死亡/MI 发生率（4.7% $vs.$ 12.1%和8.8%，$P<0.04$），以及死亡/MI/再住院发生率（23.1% $vs.$ 41.8%和38.5%，$P<0.001$）。

COURAGE 研究是迄今为止规模最大的在稳定性冠心病患者中比较 PCI 与规范药物治疗的随机对照研究，入选了 2287 例病情严重但稳定的冠心病患者，均有心绞痛症状和心肌缺血的客观证据，冠状动脉造影显示在冠状动脉近端至少有 70%狭窄。全部患者均依据指南接受理想的药物治疗，包括他汀类药物、抗血小板治疗（阿司匹林 81～325 mg/d，若不耐受阿司匹林则应用氯吡格雷 75 mg/d，PCI 治疗组为阿司匹林和氯吡格雷联用）、血管紧张素转化酶抑制剂或血管紧张素受体拮抗剂和 β 受体阻滞剂。所有患者应用强化降脂治疗使低密度脂蛋白胆固醇（LDL-C）达到 60～85 mg/dl。抗缺血药物治疗包括长效的美托洛尔、氨氯地平和硝酸酯类药物。在此基础上，患者随机接受（$n=1149$）或不接受 PCI（$n=1138$）治疗。随访 2.5～7 年，随

访的中位数时间为4.6年。其主要终点为急性和非致死性心肌梗死和死亡的复合终点；次要终点包括死亡、心肌梗死、卒中的复合终点，因不稳定型心绞痛再住院（心肌损伤标志物阳性）等。研究显示稳定性冠心病患者在最佳药物治疗的基础上行PCI并不降低死亡、MI与其他主要心血管事件的风险。但随访1年与3年发现，PCI联合规范的药物治疗组的心绞痛缓解率高于单纯规范的药物治疗组；5年随访发现，两组心绞痛缓解率无差异，可能与药物治疗组中1/3的患者在随访期间因症状无法控制而接受血管重建治疗有关。COURAGE研究核医学亚组分析显示，与单纯规范药物治疗相比，在规范药物治疗基础上行PCI能明显减轻心肌缺血，尤其是治疗前存在中、重度缺血的患者。在心肌缺血有所减轻的患者中，PCI能降低死亡与MI风险（未校正数据）。COURAGE研究的生活质量分析也显示，在理想药物治疗的基础上行PCI能更好地改善24个月内心绞痛症状和自测健康状况，术前心绞痛症状较严重或较频繁从PCI中获益更大。COURAGE研究也存在一些缺点，比如研究历时5年，在35539例患者中筛选出符合条件患者仅3071例，降低了稳定性冠心病人群的代表性；入选人群中59%为单支血管病变，手术即刻成功率89%，其中244处（14.5%）病变仅进行经皮腔内冠状动脉成形术（PTCA），还有11%患者未接受任何血运重建；手术成功患者中达到完全血运重建的比例也未见报告，影响了对PCI真实效果的评价；随访期间药物组32.6%患者接受了再次血运重建（PCI组该比例为21.1%，$HR=0.60$，$P<0.001$），也影响对MACE事件的评价。但该研究仍是目前为止最接近冠心病治疗现状的最大规模的研究，可以理解为PCI能有效缓解稳定型心绞痛发作但不增加死亡及MI发生率。

一项包括17项随机试验的荟萃分析，共入选7513例稳定性冠心病患者，3675例与3838例患者分别接受PCI与药物治疗，平均随访51（12～122）个月。结果显示，与药物治疗相比，PCI使全因死亡减少20%（OR：0.80，95% CI：0.64～0.99），心因性死亡减少26%（OR：0.74，95% CI：0.51～1.06），非致死性MI减少10%（OR：0.90，95% CI：0.66～1.23）。提示与单纯规范的药物治疗相比，介入策略可能改善稳定性冠心病患者的长期生存率。上述研究中介入病人使用的是裸金属支架，有必要进行更大规模的临床研究来比较用DES的PCI策略与正规药物治疗策略在稳定性冠心病患者中改善长期生存率的效果。

目前多数人认为，对大多数轻度心绞痛（CCS分级Ⅰ或Ⅱ级）患者可先选择药物治疗，而对心肌缺血症状较重或希望保持良好体能的有症状的患者应考虑选择PCI，PCI的主要优势在于能有效缓解心绞痛症状。对中、重度心肌缺血的稳定性冠心病患者，PCI除可有效缓解心绞痛症状外，可改善长期生存率。

2. PCI与CABG的比较：PCI具有操作简便、创伤较小和术后康复较快等优点，在紧急情况下还能迅速实现血管重建。然而，PCI也存在支架内再狭窄和支架血栓等缺陷，在部分慢性完全闭塞或弥漫病变中，PCI的应用也受到一定的限制。CABG大多能实现完全血管重建，而且与完全性闭塞血管的病变形态无关。多项随机与非随机研究比较了PCI与CABG的疗效，尽管这些研究还存在某些局限性，但仍获得了一些较为普遍的共识。

（1）单支血管病变：PCI与CABG的远期生存率以及MI发生率相当。接受PCI的患者术后需要应用更多的抗心绞痛药物，靶血管再次血管重建术的发生率也更高一些，其主要是由于PCI后的再狭窄率要高于CABG。但是，DES能有效降低PCI术后的再狭窄与再次血管重建率，从而缩小PCI与CABG在再次血管重建方面的差距。

（2）非糖尿病多支血管病变：裸金属支架（BMS）时代的大量研究显示，PCI与CABG术后发生死亡以及MI的几率相当，但 PCI 的再次血管重建率高于 CABG。DES 能显著降低再狭窄率，减少再次血管重建。与 CABG 相比，非糖尿病多支血管病变患者使用 DES 不增加死亡与 MI 的发生几率，但再次血管重建率依然高于 CABG。ART Ⅱ 研究和 ERACI Ⅲ 研究均显示 DES-PCI 组的 1 年主要不良心脑血管事件（MACCE）发生率与 CABG 基本相当，但 1 年死亡、脑血管意外与 MI 的发生率却低于 CABG；ERACI Ⅲ 研究 3 年的随访结果显示 DES-PCI 组的 MACCE 发生率与 CABG 相同。一项汇总 9 个非随机观察性研究的荟萃分析（24 268 例患者，平均随访 20 个月）显示，DES-PCI 组和 CABG 组的死亡、MI、脑血管事件发生率无显著差异，但 DES-PCI 组患者的再次血管重建率显著较高。SYNTAX 试验（90% 以上受试者有多支血管病变）是目前已发表的随机对照研究，显示紫杉醇洗脱支架与 CABG 的 30 天与 12 个月死亡率均相当，但 PCI 的再次血管重建率高于 CABG（13.7% $vs.$ 5.9%，$P<0.0001$）。与 CABG 相比，紫杉醇洗脱支架的脑卒中发生率更低（0.6% $vs.$ 2.2%，$P=0.003$），紫杉醇洗脱支架与 CABG 的总体安全终点事件发生率无显著性差异（7.9% $vs.$ 6.4%，$P=0.39$）。

（3）糖尿病多支血管病变：BMS 时代的大量研究显示，CABG 的生存率与 PCI 相当或较高。DES 改善了糖尿病多支血管病变患者 PCI 的临床结果，但其不良事件发生率仍高于 CABG。CARDIA 试验显示，在合并复杂病变（61% 为多支血管病变）的糖尿病患者，使用雷帕霉素洗脱支架行 PCI 组的 1 年心脑血管事件发生率与 CABG 组无显著性差异（15.1% $vs.$ 11.0%，$P=0.22$），但雷帕霉素洗脱支架的再次血管重建率依然高于 CABG（7.3% $vs.$ 2.0%，$P=0.01$）。SYNTAX 试验也显示，在接受药物治疗的糖尿病患者，紫杉醇洗脱支架的心脑血管事件发生率显著高于 CABG（26.0% $vs.$ 14.2%，$P=0.0025$）。对于糖尿病多支血管病变患者，现有资料更多支持进行CABG，正在进行中的FREEDOM等试验将提供更多的循证医学证据。

（4）无保护左主干病变：BMS时代由于CABG有明确的生存获益，且支架术后再狭窄率也较高，因此一致认为应首选CABG。DES问世以来，多项研究评价了雷帕霉素或紫杉醇洗脱支架用于左主干病变的疗效。总体结果显示，在部分无保护左主干病变患者（病变在左主干开口处、体部或远端但未累及分叉），DES与CABG的效果基本相当。MAIN-COMPARE注册研究结果显示，尽管CABG的3年无靶病变血管重建生存率更高（98.4% $vs.$ 90.7%，$P<0.001$），但两者累计生存率以及复合终点事件（死亡、Q波MI、卒中）的发生率均无显著性差异。

总之，冠心病治疗方案的选择应结合患者的临床症状和心肌缺血的范围、冠状动脉造影的结果、左心室功能、病变风险评分等综合判断。此外，还应结合本单位医师的技术水平、医院的配套情况（如心脏外科的水平等）和患者的经济状况等进行选择。合并糖尿病、多支血管病变、左心室功能减退（EF<40%）、左主干远端以及伴有前降支近段病变的多支血管病变以及通过PCI不能达到完全血管重建的患者，选择CABG的获益可能更大。具体原则如下：

单纯药物治疗适合于无大面积心肌缺血证据的患者；非前降支开口或近端不能进行血管重建的单支血管病变的患者；有二级分支血管病变的患者；病变狭窄<50%的患者。

PCI适于中等范围以上心肌缺血或有存活心肌证据，伴有前降支受累的单支或双支血管病变，能达到完全血管重建者；PCI成功率高、手术风险低、病变再狭窄率低的患者；有能够进行完全性血管重建的多支病变的患者；有外科手术禁忌证或外科手术高危，或要接受非心脏外科大手术者；ACS尤其是急性心肌梗死患者。

CABG 适于有左主干病变者、多支血管病变伴左心室功能异常（LVEF<50%）者、伴有前降支近端明显狭窄的双支血管病变患者、经充分药物治疗仍存在进行性缺血且病变不适合进行 PCI 或其效果不理想者、前降支闭塞而无前壁 MI 的患者、PCI 不成功或不能进行完全血管重建的患者。

三、PCI 方法的选择

（一）BMS 和 DES 的选择

PCI 过程中常规置入支架已经得到大量临床研究的公认。支架置入不仅能封贴球囊扩张造成的血管夹层，而且能大大降低再狭窄发生率。一项包含 29 项随机试验、涉及 9918 例患者的荟萃分析显示，支架与单纯 PTCA 相比降低了 50% 的再狭窄发生率及再次 PCI 率。另一项荟萃分析显示支架与单纯 PTCA 相比能显著降低死亡率和 MACE 发生率。支架的安全性和疗效均优于单纯 PTCA。因此，《新指南》推荐在所有合适的病变常规置入支架。

BMS 术后由于内膜增生，导致支架内再狭窄和再次血管重建率较高，在小血管、长病变、冠状动脉慢性完全闭塞和分叉病变以及糖尿病患者尤其明显；而 DES 可显著抑制内膜增生，从而大大降低支架术后再狭窄率和再次血管重建率（5%～10%）。BMS 和 DES 都存在支架内血栓形成的问题。BMS 血栓多发生在急性期（<24 h）和亚急性期（术后 1～30 d），主要与支架贴壁不良有关；经过支架置入时球囊高压扩张或后扩张，加上术后至少 4 周的双重抗血小板治疗（阿司匹林＋噻吩吡啶类），发生率已降至 0.5% 左右；由于 BMS 置入 4 周时，内膜多已完全修复，并覆盖支架表面，所以晚期血栓（1 个月至 1 年）极少。而 DES 除了急性、亚急性血栓外，还存在晚期甚至极晚期（>1 年）支架内血栓的问题，发生率每年约 0.5%，可能与内膜愈合延迟有关。

DES 的安全性问题，具体来说就是晚期、超晚期支架血栓形成。对 DES 安全性的质疑，主要源于 BASKET、BASKET-LATE 和 SCAAR 研究，以及 Camenzind 和 Nordmann 荟萃分析。不可否认的是，这些研究均一致证明，DES 组患者靶血管血运重建（TVR）或靶病变血运重建（TLR）或再狭窄发生率低于 BMS 组。BASKET 临床试验结果显示，DES 治疗桥血管和小血管（<3 mm）病变时死亡、MI 及 TVR 等事件的发生率明显低于 BMS 组；而对于其他病变如直径较大的血管，DES 获益不明显，且治疗费用明显高于 BMS。BASKET-LATE 研究入选了 BASKET 试验中的 746 例患者，这些患者在置入支架 6 个月后停止服用氯吡格雷。7~18 个月的临床随访结果表明，DES 组心源性死亡/MI 联合事件发生率高于 BMS 组（4.9% vs. 1.3%，$P=0.03$）；DES 组血管造影显示的晚期支架血栓形成几乎是 BMS 组的 2 倍（1.4% vs. 0.8%），血栓相关的临床事件是 BMS 组的 3 倍（2.4% vs. 0.8%）且 88% 的病例表现为 MI 或死亡；该研究的分析认为应用 DES 是晚期心源性死亡/非致死性 MI 的独立预测因素（$OR=3.9$，$P<0.03$）。SCAAR 注册研究在 2006 年公布的资料中入选了 2003—2004 年共 19 771 例接受 PCI 治疗的瑞典患者，其中 6033 例接受了 DES，13 738 例接受了 BMS。随访 3 年发现两者 6 个月时死亡和 MI 发生率相似；但在接受 PCI 6 个月后，DES 组较 BMS 组有更高的死亡和 MI 发生率，死亡的相对危险比为 1.32。

早期随机临床试验 5 年荟萃分析结果表明，DES 与 BMS 相比，能明显降低再次血管重建率，但轻度增加了晚期支架内血栓发生率，而总死亡率和 MI 无显著性差异。在采用了高压球囊后扩张技术使支架充分贴壁以及延长双重抗血小板治疗的措施后，降低了晚期及极晚期支架内血栓形成的发生率。2007 年更新的 SCAAR 研究结果就间接反映了这种趋势，在总病例数为 35 266 例患者中，DES 组 13 789 例，BMS 组 21 477 例。两组死亡率、MI发生率、死亡/MI联合终点率均无差异；而分年度统计中2005年度的新增病例则显示，支架置入后6个月内，DES组死亡/MI联合终点率低于BMS组，但6个月后二者无显著差异。

在一些特定亚组的患者，如支架内再狭窄、慢性完全闭塞、糖尿病、小血管病变等病例组，DES比BMS有明显的优势，这也使得DES的应用范围远超出了最初临床试验中只针对简单病变的指征，即标签外（off-label）应用。目前，标签外应用的相关临床试验样本量不太大，随访时间也较短，对支架内血栓、死亡、MI等终点事件的影响还无法作出明确的判断。近年来，一些大样本"真实世界"的注册登记研究长时间随访结果显示，DES的疗效均优于BMS，而安全性至少与BMS相当。应当明确指出，DES在复杂病变中的疗效及安全性肯定不如简单病变，EVENT注册研究就显示DES在off-label应用的1年支架血栓发生率为1.6%，死亡/MI/TLR发生率为17.5%，显著高于DES在标签内（on-label）应用的0.9%和8.9%。但相比于BMS在同类人群中的应用，仍具有优势。截至2008年2月，对样本量大于100例，随访期至少1年以上的有关DES研究进行荟萃分析，其中22项随机对照研究（$n=9470$例）和34项注册研究（$n=182\,901$例）纳入分析，结果显示无论off-label使用还是on-label使用，不管是随机研究还是"真实世界"的临床注册研究，在再次血管重建率方面DES均优于BMS。有意思的是，汇总随机对照研究的荟萃分析显示两者的全因死亡率和MI发生率没有显著差异，而汇总注册研究的荟萃分析显示DES组全因死亡率和心肌梗死发生率低于BMS组，其原因有待进一步研究。

与美国《经皮冠状动脉介入治疗指南》不同，我国的《新指南》对DES的应用指征推荐得较为详细和具体，也较为激进，这一点也与中国目前DES的应用过于普及的情况相符。但与美国《经皮冠状动脉介入治疗指南》相似，也强调在使用DES之前应确保患者能够使用至少1年的双重抗血小板药物治疗。

DES和BMS推荐选择指征：（1）DES应用于临床试验证实的DES有效性优于BMS的亚组患者（病情稳定的原位病变，参考血管直径2.25～4.00 mm，病变长度＜30 mm）（Ⅰ/A）；（2）术前医生应充分告知患者DES后须双重抗血小板治疗的时间，在肯定患者对该治疗的依从性后应用DES（Ⅰ/C）；（3）对近期需要进行外科手术，12个月内不能连续使用双重抗血小板治疗的患者，应置入BMS或单纯PTCA（必要时置入BMS）（Ⅰ/C）；（4）慢性完全闭塞病变选用DES（Ⅰ/B）；（5）BMS置入后再狭窄病变选用DES（Ⅱa/B）；（6）分叉病变的主支血管置入DES、侧支球囊扩张（Ⅱa/B）；（7）有选择的无保护左主干病变选用DES（Ⅱa/B）；（8）长病变（病变长度＞30 mm）选用DES（Ⅱa/B）；（9）急性心肌梗死选用DES（Ⅱa/B）；（10）分叉病变计划双支架置入时选用DES（Ⅱb/B）；（11）多支血管病变合并糖尿病选用DES（Ⅱb/B）；（12）DES后再狭窄选用DES（Ⅱb/C）；（13）旁路移植血管病变选用DES（Ⅱb/B）；（14）任何原因不能使用≥12个月双重抗血小板治疗者，不推荐使用DES（Ⅲ/C）。

（二）单纯球囊扩张

《新指南》推荐，心肌供血范围不大、血管内径小（＜2.5 mm）的冠状动脉发生病变并引起临床症状时，经球囊扩张后达"支架样"（stent-like）管腔疗效，则行单纯球囊扩张术。

分叉病变行PCI时，如分支血管内径较小且仅起始部狭窄，通常主张仅对主支血管行支架术，而分支血管行球囊扩张术即可。有时，经"对吻"（kissing）球囊扩张后疗效满意，也无需置入支架。

最近有研究显示，用药物涂层球囊（DEB）进行冠状动脉病变扩张也可降低再狭窄发生率。目前DEB研究较多的是紫杉醇涂层球囊，第一代为PACCOCATH®，第二代为SeQuent®

Please。紫杉醇涂层球囊的系列研究（PAPCAD）显示，应用于小血管原发病变，单纯紫杉醇涂层球囊扩张与紫杉醇涂层球囊扩张临时 BMS 置入比较，主要降低再次血管重建发生率（6.1% vs. 37.5%）；应用于支架内再狭窄（ISR）病变时紫杉醇涂层球囊与 Taxus 支架比较，6 个月 MACE 的发生率分别降低 4.7% 和 18.3%；应用于外周动脉疾病也取得较好的结果。其他的如针对严重病变的 BMS 包裹在紫杉醇涂层球囊上置入与 Cypher 支架比较的 PAPCAD Ⅲ 研究、针对糖尿病的 PAPCAD Ⅳ 研究、针对分叉病变的 PAPCAD Ⅴ 研究和针对慢性完全闭塞（CTO）病变的 PAPCAD Ⅵ 研究等正在进行之中。

四、冠状动脉成像及血流动力学评价

2009 年《新指南》对各种冠状动脉成像、血流动力学评价手段及应用范围进行了较为详尽的描述，但未给出明确的推荐意见。这部分与欧洲《经皮冠状动脉介入治疗指南》相似，而与美国指南有所不同。

（一）冠状动脉造影术（coronary angiography，CAG）

CAG 是一种较为安全可靠的有创性诊断技术，可清楚显示整个左或右冠状动脉的主干及其分支的血管腔，了解冠状动脉血管树的详细情况，包括冠状动脉起源和解剖变异，狭窄病变的部位、范围、严重程度和侧支血管，其可辨认直径约为 0.2mm 的冠状动脉细小分支，从而为冠心病的诊断、治疗提供可靠的解剖、功能资料和疗效判断。

每一个冠状动脉病变至少采集 2 个互相垂直的投射视角的图像。单个投射视角可能遗漏偏心性狭窄病变。狭窄严重程度取决于病变与"正常"参照血管段比较而得到的直径狭窄百分数，≥50% 则认为狭窄有临床意义。

（二）血管内超声（intravascular ultrasound，IVUS）

IVUS 可明确血管壁病变的形态、性质及病变分布，并能准确测定血管狭窄程度（最小和最大管腔直径、最小管腔面积和斑块面积），是 CAG 的重要补充手段，有助于介入治疗策略的选择。

1. IVUS 在冠状动脉病变诊断中应用：(1) CAG 不明确的病变。(2) 不稳定性（易损性）斑块的检出：其管腔的狭窄程度常并不严重，大多有正性重构。IVUS 显示出不稳定性斑块多为偏心性软斑块，一般有薄的纤维帽，斑块内有面积较大的低回声或无回声暗区，代表脂核。纤维帽可完整，发生破裂者则纤维帽不完整，表面可出现溃疡或糜烂，可继发形成血栓。(3) CAG 未能检出的病变。(4) 有关斑块进展、消退的研究。(5) 移植心脏血管病。

2. IVUS 在冠状动脉病变介入治疗和随访中应用：(1) 确定斑块性质和范围，以帮助治疗方法的选择。(2) 介入治疗中的指导作用：精确定量血管直径是 IVUS 指导介入治疗的重要内容，能够显示没有完全贴壁和（或）扩张不良的支架，指导高压球囊扩张，使支架完全扩张和贴壁。(3) 研究再狭窄的机制。(4) 介入治疗并发症的监测：IVUS 是目前检出晚期支架贴壁不良最有价值的方法。

（三）冠状动脉内压力测定

血流储备分数（fractional flow reserve，FFR）是指存在狭窄病变的情况下，该冠状动脉所供心肌区域能获得的最大血流与同一区域在理论上、正常情况下所能获得的最大血流之比，定义为在冠状动脉充分扩张的状态下冠状动脉狭窄病变远端的平均压与主动脉平均压的比值。FFR 采用 0.036 cm（0.014 英寸）的压力导丝测定。

无论微循环功能和血流状况如何，正常血管的 FFR 值应为 1；如果 FFR<0.75，通常认为心外膜血管的狭窄病变有血流动力学意义（血流量降低）。相对冠状动脉血流储备（relative coronary flow reserve，rCFR）和 FFR 相关性良好，而绝对冠状动

脉血流储备（CFR）与 FFR 相关性很差，因为后者无法预测微血管病变对 CFR 的影响。

FFR 的临床应用主要在于对临界病变的评价、合并多支血管病变时罪犯血管的检出、非介入性检查未找到心肌缺血证据时决定是否行血管成形术、确定造影所不能显示的病变位置以及指导和评价介入治疗。

FAME 研究将 1005 例冠状动脉多支病变患者，随机分为 FFR 指导的 PCI 组和血管造影术指导的 PCI 组，分组前根据造影和临床资料确定需干预的靶血管。进入 FFR 组者接受所有靶血管的 FFR 检查，对 FFR≤0.80 者行 PCI；进入血管造影组者对所有靶血管行 PCI。结果显示，FFR 组支架置入数目明显少于血管造影组 [（1.9 ± 1.3） $vs.$ （2.7 ± 1.2），$P<0.001$]；FFR 组 1 年内 MACE 事件发生率显著低于血管造影组（13.2% $vs.$ 18.3%，$P=0.02$）；FFR 组 81% 的患者 1 年内未发生心绞痛，而血管造影组这一概率为 78%（$P=0.20$）。FAME 研究进一步支持"功能性完全血运重建"的治疗理念，即：根据血管功能性检查手段（如 FFR）的结果，判定冠状动脉影像学上存在的狭窄病变是否会引起心肌缺血，继而针对会引起心肌缺血的病变进行 PCI 治疗，非缺血性的狭窄病变则仅给予药物干预。

（四）光学相干断层成像（optical coherence tomography, OCT）

1. OCT 的临床应用：识别不稳定性动脉粥样硬化斑块，OCT 对斑块内脂质结构的识别有重要的临床应用价值。由于分辨率的限制，IVUS 对薄纤维帽和细小破口的识别准确率远不及 OCT，OCT 还有可能在体观察病变内的巨噬细胞聚集情况。OCT 检测病变内巨噬细胞的聚集情况是基于含有巨噬细胞的斑块其光折射指数高度不均一，呈现强的光散射。OCT 其他临床应用还包括评价药物或介入治疗对病变结构和血管形态的影响，可评价支架扩张、贴壁和内膜增生情况。DES 置入后，新生内膜的增生受到明显的抑制，有时支架表面可能仅有几层细胞覆盖，OCT 的可视清晰度远超出 IVUS 的分辨率。

2. OCT 的局限性：血液可明显干扰光的传递和深部组织穿透力，第一代 OCT 检查时必须进行持续的盐水灌注以替代血液，所以检查时可导致心肌缺血，并且不能用于冠状动脉开口部位病变的显像。另外，OCT 的穿透性较差，不能用于直径较大（如>4.0mm）血管的显像，或仅能显像血管管腔面的组织结构，因此 OCT 不适合于血管壁深层结构的显像如深部钙化、血管外膜和支架周围组织。

（五）多层螺旋 CT（multislice computer tomography，MSCT）

随着高分辨快速扫描领域的不断进层，MSCT 已成为一种有效的无创性冠状动脉造影技术。用造影剂增强的 MSCT 可用于显像冠状动脉管腔，称为冠状动脉 CT 造影。对临床诊断冠心病可能性小的部分人群，冠状动脉 CT 造影结果显示阴性者，可除外冠状动脉病变。目前多数多层螺旋 CT（包括≤64 排的 CT）在判断冠状动脉斑块及狭窄程度上有一定的局限（尤其是对于有显著钙化者）。用多层螺旋 CT 诊断冠状动脉病变，对病人的条件、技师和放射科医师的经验以及多层螺旋 CT 的设备优劣都有较高的要求。受检患者在检查过程中心率保持 70 次/分以内的窦性心律，检查结果的准确性就高；如果患者在受检过程中有频发的期前收缩（早搏），而且心率大于 80 次/分，就会出现运动伪影等错乱影响，严重影响冠状动脉图像重建结果的准确性。操作多层螺旋 CT 的技师和放射科医师的经验十分重要，不仅要了解每一个受检患者的具体病情（心率/心律和心功能等），还要根据患者的具体情况确定快速滴注造影剂后的延时摄影成像时间，掌握娴熟而准确的影像后处理技术。否则，检查出来的图像会严重失真，对临床诊断毫无作用。CT 质量的好坏也非常重要，现在多数医院诊断冠状动脉病变都使用 64 排多层螺旋 CT，少数医院还在使用 16 排多层螺旋 CT，对患者和医、技人员的要求很高,由于受到机器速度、空间和患者条件等多重因素的影响,要掌握好此技术需要有一个很长的学习过程。近年来问世的双源128排高速多层螺旋CT,不仅提高了一次成像的速度和成像的空间分辨率,还提高了对不同密度组织的鉴别能力。不仅对患者心率/心律的要求降低,而且对钙化斑块的直径和支架内血管的管腔内径判断的准确率也大大提高。多层螺旋CT主要应用于:(1)冠状动脉钙化的检测;(2)冠状动脉斑块的检测;(3)冠状动脉管腔的显像;(4)冠状动脉畸形和变异的评价;(5)PCI术后和CABG的评价;(6)对部分CTO病变的PCI可能有指导作用。由于桥血管受心脏搏动的影响较小,MSCT对桥血管的显像质量较高,对其通畅性评价的准确性也较高,但对吻合口狭窄和远端冠状动脉病变的判断存在局限性。

五、PCI术的药物治疗

(一)围术期用药

1. 血管扩张药物推荐指征:(1)PCI术中为了正确测量真实血管直径并减少血管痉挛反应,建议常规于冠状动脉内注射硝酸甘油,可根据患者血压情况在术中或手术结束时重复注射。少数对硝酸甘油无反应的患者,可用维拉帕米代替(Ⅰ/C)。(2)对无/慢复流现象,建议应用腺苷、维拉帕米和硝普钠(Ⅱa/C)。

2. 抗血小板药物推荐指征

(1)阿司匹林:① 术前已经接受长期阿司匹林治疗的患者应在PCI术前服用100～300 mg(Ⅰ/A)。② 以往未服用阿司匹林的患者应在PCI术前至少2 h,最好24 h前给予300 mg口服(Ⅰ/C),急诊PCI于术前即刻服用300 mg。③ PCI术后,对于无阿司匹林过敏或高出血风险的患者,口服100～300 mg/d,置入BMS者至少服用1个月,置入雷帕霉素洗脱支架者服用3个月,置入紫杉醇洗脱支架者服用6个月,之后改为100 mg/d长期服用（Ⅰ/B）。④ 对于有出血风险者，可在支架术后的初始阶段给予 75～100 mg/d 的低剂量阿司匹林治疗（Ⅱa/C）。

（2）氯吡格雷：① PCI 术前应当给予负荷剂量氯吡格雷（Ⅰ/A），术前 6 h 以上或曾更早服用者，通常给予 300 mg 负荷剂量（Ⅰ/B）；急性心肌梗死行急诊 PCI 或术前 6 h 以内服用者，为更快达到高水平的血小板抑制，可给予 600 mg 负荷剂量（Ⅰ/C）；对溶栓治疗 12～24 h 内行 PCI 者，可口服 300 mg 负荷剂量的氯吡格雷（Ⅰ/C）。② 置入 DES 的患者，如无高出血风险，PCI 术后建议服用氯吡格雷 75 mg/d 至少 12 个月。接受 BMS 的患者，氯吡格雷 75 mg/d 至少 1 个月，最好 12 个月（如患者出血风险增高，最少应用 2 周）（Ⅰ/B）。③ 对阿司匹林禁忌的患者，应在 PCI 术前至少 6 h 给予 300 mg 负荷剂量的氯吡格雷和（或）PCI 时加用血小板糖蛋白 Ⅱb/Ⅲa 受体拮抗剂（Ⅱa/C）。④ 置入 DES 的患者，可考虑将氯吡格雷服用时间延至 1 年以上（Ⅱb/C）。

（3）血小板糖蛋白 Ⅱb/Ⅲa 受体拮抗剂：① 不稳定型心绞痛/非 ST 段抬高型 ACS［包括 UA/非 ST 段抬高型心肌梗死（STEMI）］行 PCI 的患者，如未服用氯吡格雷，应给予一种血小板糖蛋白 Ⅱb/Ⅲa 受体拮抗剂（Ⅰ/A），在实施诊断性 CAG 前或 PCI 术前即刻给药均可。② UA/非 STEMI 行 PCI 的患者，如已服用氯吡格雷，可同时给予一种血小板糖蛋白 Ⅱb/Ⅲa 受体拮抗剂（Ⅱa/B）。③ STEMI 行 PCI 的患者，可早期应用血小板糖蛋白 Ⅱb/Ⅲa 受体拮抗剂（Ⅱa/B）。④ 接受择期 PCI 并置入支架的高危患者或高危病变（如 ACS、近期 MI、冠状动脉慢性闭塞病变及 CAG 可见的血栓病变等），可应用血小板糖蛋白 Ⅱb/Ⅲa 受体拮抗剂，但应充分权衡出血与获益风险（Ⅱa/B）。

如何使用血小板糖蛋白 Ⅱb/Ⅲa 受体拮抗剂？关于其给药的途径和给药的时程，2009 年《新指南》未予明确表述。另外，在急诊 PCI、补救 PCI 和择期 PCI 过程中发现冠状动脉内有大量血栓,在进一步完成 PCI 有困难的情况下如何使用血小板糖蛋白Ⅱb/Ⅲa 受体拮抗剂,临床实践中存在不同的意见和方法,2009 年《新指南》也未予明确建议。

由于氯吡格雷至少和噻氯吡啶同样有效,而出血、白细胞减少、血小板减少等副作用明显较少,甚至死亡率也较少,近年来噻氯吡啶的临床应用越来越少,因此《新指南》未对噻氯吡啶给出推荐意见。《新指南》也没有在 3 种血小板糖蛋白Ⅱb/Ⅲa 受体拮抗剂（abciximab, eptifibatide, tirofiban）的应用指征上加以区分,欧美相关指南则强调因 STEMI 行 PCI 的患者应用 abciximab 的临床依据更充分（欧洲Ⅱa/A 推荐,美国Ⅱa/B 推荐）。事实上,随着近年来小分子糖蛋白Ⅱb/Ⅲa 受体拮抗剂（eptifibatide 或 tirofiban）在临床应用的增多,尤其是 tirofiban 较大剂量的应用,改变了原先认为 eptifibatide 或 tirofiban 在因 STEMI 行 PCI 的患者中应用疗效较 abciximab 差的定论,一项入选 6 个随机对照临床研究的荟萃分析提示,abciximab 在死亡、再梗死、TIMI 血流恢复、ST 段回降及出血发生率方面与 eptifibatide 或较大剂量 tirofiban 相同。如果再考虑到后二者血浆清除时间较短（2.0～2.5h,而 abciximab 为 12～24h）,也即紧急出血情况下较易逆转血小板抑制,价格明显便宜等优点,则没有必要在直接 PCI 情况下也强调优选 abciximab。

3. 抗凝药物推荐指征:2009 年《新指南》未作大的修改和补充:

(1) 普通肝素:① 行 PCI 的患者应该使用普通肝素（Ⅰ/C）。② UA/NSTEMI 拟行早期介入检查或治疗的患者,建议优先选用普通肝素（与血小板糖蛋白Ⅱb/Ⅲa 受体拮抗剂合用）（Ⅰ/B）。③ STEMI 行直接 PCI 者应使用普通肝素（Ⅰ/C）。④ PCI 术前用过普通肝素者,PCI 术中必要时追加普通肝素,并考虑是否应用血小板糖蛋白Ⅱb/Ⅲa 受体拮抗剂（Ⅰ/C）。⑤ 应用普通肝素剂量的建议:与血小板糖蛋白Ⅱb/Ⅲa 受体拮抗剂合用者,围术期普通肝素剂量应为 50~70 U/kg，使活化凝血时间（ACT）>200 s；如未与血小板糖蛋白Ⅱb/Ⅲa受体拮抗剂合用，围术期普通肝素剂量应为 60~100 U/kg，使 ACT 达到 250~350 s（HemoTec 法）或 300~350 s（Hemochron 法）。当 ACT 降至 150~180 s 以下时，可拔除鞘管。⑥ 对于行非复杂性 PCI 者，术后不应常规应用普通肝素（Ⅰ/A）。⑦ 严重肾功能不全患者（肌酐清除率<30 ml/min）建议优先选用普通肝素（Ⅱa/C）。

（2）低分子肝素：① UA/NSTEMI 患者接受早期保守治疗或延迟 PCI 时，建议使用低分子肝素（Ⅰ/B）。② 如 PCI 术前已用低分子肝素抗凝，建议在 PCI 术中继续使用低分子肝素（Ⅰ/B）：如 PCI 术前 8~12 h 接受过标准剂量依诺肝素皮下注射，应于 PCI 术前静脉追加 0.3 mg/kg 的依诺肝素，如 PCI 术前 8 h 内接受过标准剂量依诺肝素皮下注射，无需追加依诺肝素（Ⅰ/B）。但应注意防止鞘管内血栓发生，必要时增加抗凝药的使用。③ 不推荐普通肝素与低分子肝素混用及不同低分子肝素之间交叉使用。④ 因低分子肝素对 ACT 影响较小，故 PCI 术中使用低分子肝素者无需常规监测 ACT（Ⅰ/C），术后亦不应将 ACT 作为拔除鞘管的依据。出血高危患者必要时可监测Ⅹa因子活性。⑤ 严重肾功能障碍患者（肌酐清除率<30 ml/min）如需使用低分子肝素抗凝，其用量应减少 50%（Ⅱb/C）。⑥ 术前使用磺达肝癸钠者，PCI 术中需补充普通肝素（Ⅰ/C），这是 2009 年《新指南》增加的建议，在我国目前使用此药的经验还很少，对有出血倾向而又必须行 PCI 的患者或近期内行外科手术的 PCI 患者，可考虑选用磺达肝癸钠抗凝。

《新指南》没有对比伐卢定的应用给出推荐意见。而欧美相关指南推荐比伐卢定用于普通肝素引起的血小板减少（Ⅰ/C）和替代普通肝素或低分子肝素以降低出血的发生率（Ⅱa/C）。REPLACE-2 研究在稳定型心绞痛和不稳定型心绞痛 PCI 患者中证实比伐卢定临时联合应用糖蛋白Ⅱb/Ⅲa受体拮抗剂相对于非组分肝素常规联合应用糖蛋白Ⅱb/Ⅲa受体拮抗剂能够显著减少出血并发症；ACUITY研究在非ST段抬高型ACS接受早期介入策略患者中证实单用比伐卢定较普通肝素/依诺肝素联用糖蛋白Ⅱb/Ⅲa受体拮抗剂或比伐卢定联用糖蛋白Ⅱb/Ⅲa受体拮抗剂可降低出血并发症；但二者均未证实比伐卢定是否能降低死亡率。但最近的HORIZONS-AMI研究有所突破，该研究在3602例因STEMI直接行PCI患者中比较比伐卢定临时联用糖蛋白Ⅱb/Ⅲa受体拮抗剂与普通肝素常规联用糖蛋白Ⅱb/Ⅲa受体拮抗剂的疗效，研究终点为30天时的严重出血事件和严重心血管不良事件（死亡、再梗死、TVR、卒中），研究发现比伐卢定（临时联用糖蛋白Ⅱb/Ⅲa受体拮抗剂比例7.2%）除显著降低严重出血发生率外（4.9% vs. 8.3%，$P<0.001$），还显著降低心源性死亡和总死亡率（1.8% vs. 2.9%，$P=0.03$），虽然急性支架内血栓发生率也较高（1.3% vs. 0.3%，$P<0.001$），但净临床不良事件发生率显著较低（9.2% vs. 12.1%，$P=0.005$），该研究将随访5年。总之，比伐卢定相对肝素降低出血事件较为肯定，但能否在不影响疗效的情况下降低其他心血管不良事件，尚待进一步临床研究证实。

（二）PCI后二级预防药物治疗

1. 抗高血压治疗：初始治疗使用β受体阻滞剂和（或）血管紧张素转换酶抑制剂（ACEI），必要时加用其他降压药物，以使血压达标［<140/90 mmHg（1 mmHg=0.133 kPa），慢性肾病或糖尿病者应<130/80 mmHg］（Ⅰ/A）。

2. 调脂治疗：(1) 使用他汀类药物达到以下目标：(1) LDL-C<2.60 mmol/L（Ⅰ/A）。(2) 极高危患者（如ACS、糖尿病）LDL-C<2.08 mmol/L（Ⅱa/A）。美国心脏病学会（ACC）2009年会上新公布了两项有关阿托伐他汀80 mg作为PCI术前用药方案的研究（NAPLES Ⅱ和ARMYDA-RECAPTURE），两项研究均发现术前阿托伐他汀80 mg能够显著降低术后心肌

酶或肌钙蛋白的释放，从而降低围术期心肌梗死发生率。大剂量阿托伐他汀是否会成为围术期常规用药，有待进一步临床研究证实。

3. 糖尿病治疗：进行生活方式调整和药物治疗以使 HbA1c <6.5%（Ⅰ/B）。

4. 抗血小板/抗凝治疗：(1) 阿司匹林：无过敏及出血风险增加的支架术后患者，阿司匹林 100 mg/d，长期服用（Ⅰ/B）。(2) 氯吡格雷：① 置入 DES 者，无高危出血风险时 75 mg/d 至术后至少 12 个月。置入 BMS 者，75 mg/d 至少 1 个月，最好 12 个月（出血风险增高者最少 2 周）（Ⅰ/B）。② 所有接受 PCI 但未置入支架的 STEMI 患者，氯吡格雷应至少持续 14 d（Ⅰ/B）。③ 未行再灌注治疗的 STEMI 和 NSTEMI 患者，择期 PCI 后可长期（1 年）口服氯吡格雷 75 mg/d（Ⅱa/C）。④ 阿司匹林过敏或不能耐受者可用氯吡格雷替代（Ⅰ/A）。目前，有一些涂层可降解或无涂层的 DES，有研究建议两联抗血小板治疗的氯吡格雷仅用 3～6 个月即可，但 2009 年《新指南》未予推荐。DES 置入后晚期和超晚期血栓形成是公众关心的问题，有研究显示，停用氯吡格雷是重要的相关危险因素之一，《新指南》关注长期使用氯吡格雷的问题，但未予明确建议。对于 ACC/AHA 分型为 A/B 型病变仅置入一个支架者，有报道建议在支架置入后 1 个月将氯吡格雷的剂量减为 50mg，不仅不会增加中、远期心脏事件，而且能提高患者用药的依从性，2009 年《新指南》也未认可和推荐。(3) 华法林和阿司匹林长期合用：① 华法林联用阿司匹林和（或）氯吡格雷时可增加出血风险，术后应密切观察出血情况（Ⅰ/B）。② PCI 术后需用华法林、氯吡格雷或阿司匹林时，建议凝血酶原国际标准化比值（INR）应控制在 2.0～2.5，阿司匹林采用低剂量（75 mg/d），氯吡格雷 75 mg/d（Ⅰ/C）。

5. ACEI：除非有禁忌证，所有 LVEF≤40% 及高血压、糖尿病或慢性肾病的患者均应开始并长期服用 ACEI（Ⅰ/A）。

6. 血管紧张素受体拮抗剂:(1) 建议用于不能耐受 ACEI 的患者,以及心力衰竭或心肌梗死(MI)后 LVEF≤40%的患者(Ⅰ/A)。(2) 用于不能耐受 ACEI 的高血压患者(Ⅰ/B)。

7. 醛固酮拮抗剂:建议用于 MI 后无明显肾功能障碍或高钾血症,且已接受治疗剂量 ACEI 和 β 受体阻滞剂、LVEF≤40%、合并糖尿病或心力衰竭的患者(Ⅰ/A)。

8. β受体阻滞剂:除非有禁忌,对 MI 后、ACS、左室功能障碍(无论有无心力衰竭症状)的患者,均应长期应用(I/A)。

总之,新版的《经皮冠状动脉介入治疗指南》,结合了最新的冠心病临床循证依据,又兼顾了中国特色,必将为介入治疗在我国的健康平稳发展提供全面的指导。

参考文献

1. Smith SC Jr, Feldman TE, Hirshfeld JW Jr, et al. ACC/AHA/SCAI 2005 guideline update for percutaneous coronary intervention: a report of the American College of Cardiology/American Heart Association Task Force on Practice Guidelines (ACC/AHA/SCAI Writing Committee to Update the 2001 Guidelines for Percutaneous Coronary Intervention). J Am Coll Cardiol, 2006, 47: e1-121.

2. King SB, Smith SC Jr, Hirshfeld JW Jr, et al. 2007 Focused Update of the ACC/AHA/SCAI 2005 Guideline Update for Percutaneous Coronary Intervention: a report of the American College of Cardiology/American Heart Association Task Force on Practice Guidelines: 2007 Writing Group to Review New Evidence and Update the ACC/AHA/SCAI 2005 Guideline Update for Percutaneous Coronary Intervention, Writing on Behalf of the 2005 Writing Committee. Circulation, 2008, 117: 261-295.

3. Silber S, Albertsson P, Avilés FF, et al. Guidelines for percutaneous coronary interventions. The Task Force for Percutaneous Coronary Interventions of the European Society of Cardiology. Eur Heart J, 2005, 26: 804-847.

4. De Luca G, Ucci G, Cassetti E, et al. Benefits From Small Molecule Administration as Compared With Abciximab Among Patients With ST-Segment Elevation Myocardial Infarction Treated With Primary Angioplasty. A Meta-Analysis. J Am Coll Cardiol, 2009, 53: 1668-1673.
5. Stone GW, Witzenbichler B, Guagliumi G, et al, for the HORIZONS-AMI Trial Investigators. Bivalirudin during Primary PCI in Acute Myocardial Infarction. N Engl J Med, 2008, 358: 2218-2230.
6. Cremers B. Drug-Eluting Balloons: The Next Big Thing? http://www.tctmd.com/show.aspx?id=77398.
7. Benedetto U, et al. Coronary artery bypass grafting versus drug-eluting stents in multivessel coronary disease. A meta-analysis on 24, 268 patients. Eur J Cardiothorac Surg, 2009, 36: 611-615.
8. Di Sciascio G. ARMYDA-RECAPTURE (Atorvastatin for Reduction of Myocardial Damage during Angioplasty) trial. http://www.tctmd.com/show.aspxid=77208.
9. Briguori C. NAPLES II: Impact of a Single High Loading Dose of Atorvastatin on Periprocedural Myocardial Infarction. http://www.tctmd.com/show.aspxid=77222.
10. Pim A. L. Tonino, Bernard De Bruyne, Nico H. J. Pijls, for the FAME Study Investigators. Fractional Flow Reserve versus Angiography for Guiding Percutaneous Coronary Intervention. N Engl J Med, 2009, 360: 213-224.

第二章 慢性稳定性冠心病介入治疗实践

要点：

- 慢性稳定性冠心病主要指无症状心肌缺血或加拿大心血管学会（CCS）心绞痛严重度分级Ⅰ级或Ⅱ级的心绞痛患者，建议使用CCS心绞痛严重度分级方法进行临床评估。进行治疗决策时，既要考虑患者远期预后，又要缓解症状和保证生活质量。
- 对于有大范围心肌缺血的客观证据、自体冠状动脉的原发病变常规置入支架、静脉旁路血管的原发病变宜行PCI。
- 通过临床评估、负荷试验结果、心室功能、冠心病的严重程度对患者进行危险分层评估。低危患者应采用药物治疗；中危患者首先选择药物治疗，并且依据对药物治疗的反应，决定是否采用血运重建；对于高危患者，PCI能缓解症状，但是临床预后尚不明确。
- 对于慢性稳定性冠心病的多支病变而言，PCI与CABG相比未能显示出更多优势。总体来说，对于有缺血证据的单支血管病变，PCI优于药物治疗。
- 在缓解症状方面，介入治疗占有优势。对于药物治疗无法满意控制症状的轻、中度心绞痛患者，对技术上适合经皮血管重建的单支血管病变或多支血管进行PCI能明显缓解症状。

一、慢性稳定性冠心病介入治疗概述

1. 慢性稳定性冠心病介入治疗概述

稳定性冠心病是一种常见的疾病，其临床表现为大部分稳定型心绞痛患者。美国每年 100 万例 PCI 患者中有一半为稳定型心绞痛患者。通过临床评估和无创的检查证实，静脉旁路血管的原发病变、慢性闭塞病变、外科手术高风险患者、多支血管病变伴或不伴糖尿病、无保护冠状动脉左主干病变患者中亦有部分归入稳定型心绞痛范畴。

对于慢性稳定型心绞痛而言，PCI 无疑是缓解症状最有效的手段。已有较多证据显示，对于大范围心肌缺血的患者，PCI 仍比药物治疗具有优势，因此对于存在缺血证据的患者，给予规范药物治疗的基础上，PCI 是能使患者受益的。

由于新介入技术的出现，尤其是药物涂层支架（drug eluting stent，DES）显著降低术后再狭窄率，使远期疗效得到极大提高。器械的改进、技术的提高使 PCI 的完全血运重建程度可与 CABG 相媲美，从而改变了冠状动脉病变血运重建治疗的格局。

SAVED、VENESTENT、AWESOME、ARTS 等众多研究提供的循证医学证据指出，对静脉旁路血管的原发病变、慢性闭塞病变、外科手术高风险、多支血管病变且无糖尿病等患者行 PCI 有一定疗效，尤其在降低主要心脏事件（MACE）方面有显著效果。但 DES 术后的长期疗效尚无定论，特别是对伴发糖尿病患者的 PCI 疗效尚待进一步观察。

2. 慢性稳定性冠心病指南中 PCI 适应证的变迁

近年来，随着各种大型临床试验结果的公布，循证医学在心血管介入领域的地位也越来越高，国内外介入指南也不断更新，PCI 推荐指征不断修正。

自美国心脏病学会和心脏协会（ACC/AHA）于 1999 年制

定了《慢性稳定型心绞痛治疗指南》，近年来 ACC/AHA 多次修订了该指南。2006 年 ESC《稳定型心绞痛诊治指南》中详细描述了 PCI 的指征。2007 年 ACC/AHA 批准了《慢性稳定型心绞痛治疗的更新报告》，对于慢性稳定性冠心病的介入治疗沿用了 2005 年《经皮冠状动脉介入治疗指南》内容。这些指南在阐述 PCI 治疗的目标和适用范围上是基本一致的。

由于我国缺少本土的循证医学证据，《慢性稳定性冠心病指南》总体参考国外指南而制定。我国 2004 年《经皮冠状动脉介入治疗指南》中针对稳定性冠心病行 PCI 的各项指征与同时期的 ACC/AHA/心血管造影与介入联合会（SCAI）《经皮冠状动脉介入治疗指南》相似，同样强调了获益/风险比。2007 年我国制定了第一个《慢性稳定型心绞痛诊断与治疗指南》（以下简称《指南》）。该指南确定慢性稳定型心绞痛的治疗目标在于预防心肌梗死（MI）和猝死，改善生存及减轻症状和缺血发作，提高生活质量。我国《经皮冠状动脉介入治疗指南》（2009）指出，PCI 是缓解慢性稳定性冠心病患者症状的有效办法之一，对于有大范围心肌缺血的客观证据、自体冠状动脉的原发病变常规置入支架、静脉旁路血管的原发病变宜行 PCI（Ⅰ/A）；较为复杂的病变如慢性闭塞病变、多支血管病变且无糖尿病、外科手术高风险患者推荐级别提升为 Ⅱa/C 或 B；严重冠状动脉左主干病变、糖尿病合并多支血管病变仍不能证明 PCI 的疗效等同或优于 CABG（Ⅱb/C 或 B）。

上述指南明确稳定型冠心病的治疗目的是改善预后和改善临床症状。《指南》强调对稳定性冠心病患者选择治疗决策时，既要考虑患者远期预后，又要缓解症状和提高生活质量。《指南》强调对稳定性冠心病进行 PCI 决策时，通过临床评估、负荷试验结果、心室功能、冠心病的严重程度对患者进行危险分层评估。低危者应采用药物治疗；中危患者首先选择药物治疗，并且依据对药物治疗的反应，决定是否采用血运重建；对于高危患者，PCI能缓解症状，但是临床预后尚不明确。

《指南》明确了稳定性冠心病PCI应用方向，但是未能提供明确的细则。临床医师在心绞痛的规范治疗和日常实践中存在一定的差距。长期以来，对ACS患者实施PCI的益处对临床医师的策略决定产生了深刻的影响，很多医师会认为对稳定性冠心病实施PCI会有同样的效益，同时由于临床医生的知识经验、患者的意愿不同，可能会导致对稳定性冠心病患者选择治疗方案的偏向。如何能在稳定性冠心病患者中挑选出能够从PCI中获益的患者仍没有确定的临床路径。临床中普遍存在对稳定性冠心病患者没有实施危险评估，药物治疗不重视，介入技术过度使用的现象。大量低危的稳定性冠心病患者接受了PCI治疗，而很多适于外科手术的高危患者也实施了PCI治疗。鉴于此，我们参照我国与国外指南，介绍慢性稳定性冠心病介入治疗实践。

二、慢性稳定性冠心病介入治疗实践

1. 慢性稳定性冠心病介入治疗特点

慢性稳定性冠心病的治疗有两个主要目标：第一，预防心肌梗死和死亡，改善远期预后；第二，缓解心绞痛症状，以改善生活质量。慢性稳定性冠心病PCI治疗无疑是改善症状的有效方法之一，和药物相比，能明显缓解患者症状，但总体不能降低远期死亡及MI发生率，但与单纯规范药物相比，以PCI为基础的侵入策略可以改善中、重度心肌缺血的稳定性冠心病患者的长期生存率。

对于有大面积缺血的稳定性冠心病患者置入支架，PCI术疗效肯定，随着多项大型临床试验结论的得出，冠状动脉旁路移植的PCI也被推荐为Ⅰ类指征，较为复杂病变如慢性完全闭塞病变和外科手术高风险患者推荐级别也有所上升。糖尿病合并多支病变、左主干病变尚无有力证据证明PCI疗效优于冠状动脉旁路移植术（CABG），SYNTAX 研究给无保护左主干 PCI 带来了春天，药物洗脱支架（DES）与 CABG 比较长期生存率基本相当，SYNTAX 研究同时公布了 SYNTAX 积分，SYNTAX 积分中、低者，PCI 和 CABG 术后的 12 个月心脑血管事件发生率相当。但在临床实践中，慢性稳定性冠心病包含亚型种类较多，临床实践与指南要求有相当差距，经验不多的介入中心建议谨慎选择患者实施介入治疗。

2. 慢性稳定性冠心病介入治疗实践要领

（1）慢性稳定性冠心病介入治疗指征

① 指南依据

2005 年 ACC/AHA《经皮冠状动脉介入治疗指南》指出，对于无症状或 CCSⅠ级或Ⅱ级心绞痛，如果同时有 1 支或 2 支冠状动脉有 1 处以上严重狭窄，靶血管供血区有大面积存活心肌或无创检查显示存在中度至严重缺血，介入治疗成功可能性高，并发症和死亡的发生率低，可以行 PCI，指南推荐的类别为Ⅱa。

2009 年我国《经皮冠状动脉介入治疗指南》也推荐在有较大范围心肌缺血的客观证据时行 PCI 术（证据水平 A）。

② 证据来源

以上推荐级别的证据来源于 ACIP（Asymptomatic Cardiac Ischemia Pilot）研究与 ACME 试验。ACIP 研究有力支持对有大范围缺血患者行介入治疗，其在负荷试验和动态 ECG 监测记录到有无症状性缺血的冠心病患者中比较药物治疗与经皮腔内冠状动脉成形术（PTCA）或 CABG 血管重建治疗。随访 2 年，血管重建治疗组中 4.7% 发生死亡或 MI，而抗缺血药物组为 8.8%（$P<0.01$），抗心绞痛药物组为 12.1%。ACIP 研究提示，在有或无轻度心绞痛的无症状心肌缺血病人中，CABG 和 PCI 血管重建治疗的效果明显好于药物治疗。ACIP 研究的结果也提示，对于有无症状心肌缺血和严重冠心病的高危病人无论是 CABG 还是 PCI 达到完全血管重建治疗后，其治疗效果均优

于药物治疗的病人。

ACME 研究证实，对于有大面积缺血的患者，介入治疗能明显改善患者症状。ACME 研究的研究者将 212 例单支血管病变、稳定型心绞痛和平板运动试验显示心肌缺血的病人，随机分组接受 PCI 或药物治疗。结果显示与药物治疗相比，接受 PCI 治疗的病人症状控制得更好，运动能力更佳。

最新荟萃分析显示，与单纯药物比较 PCI 使全因死亡减少 20%（OR：0.80，95% CI：0.64～0.99），因心血管原因死亡减少 26%（OR：0.74，95% CI：0.51～1.06），同时研究结果显示，与单纯药物相比，PCI 改善了有中、重度心肌缺血的稳定性冠心病患者的长期生存率。

③ 危险分层

对于慢性稳定性冠心病治疗策略的制订，临床中需要首先进行危险分层。

慢性稳定性冠心病主要指无症状心肌缺血或 CCS Ⅰ级或Ⅱ级的心绞痛患者，工作中建议使用加拿大心血管学会（CCS）心绞痛严重度分级方法进行临床评估。这是一项较简单辨别心绞痛严重程度的方法，分级如下：

Ⅰ级：一般体力活动不引起心绞痛，例如行走和上楼，但紧张、快速或持续用力可引起心绞痛的发作；

Ⅱ级：日常体力活动稍受限制，快步行走或上楼、登高、饭后行走或上楼、寒冷或风中行走、情绪激动时可发作心绞痛或仅在睡醒后数小时内发作。在正常情况下以一般速度平地步行 200 m 以上或登一层以上的楼梯受限；

Ⅲ级：日常体力活动明显受限，在正常情况下以一般速度平地步行 100～200 m 或登一层楼梯时可发作心绞痛；

Ⅳ级：轻微活动或休息时即可以出现心绞痛症状。

无创性负荷试验也是危险分层的重要组成部分，高危分层如下：

A. 平板运动试验高危得分（Duke 得分≤-11）；

B. 负荷试验诱发大面积灌注缺损（尤其是前壁）；

C. 负荷试验诱发中等面积灌注缺损；

D. 大面积固定性灌注缺损伴左心室扩大或肺摄取量增加（铊^{201}）；

E. 负荷试验诱发多处灌注缺损，同时左心室扩张或肺摄取增加（铊^{201}）；

F. 超声心动图检查，给予小剂量多巴酚丁胺［≤10 mg/(kg·min)］或较慢心率（<120 次/分）时，出现 2 个以上节段性室壁运动异常；

G. 负荷超声心动图检查显示广泛缺血；

H. 静息状态下严重的左心室功能不全（LVEF<35%）；

I. 运动状态下严重的左心室功能不全（运动状态 LVEF<35%）。

用无创方法进行危险分层，主要用于确定大面积心肌缺血。

建议下列患者进行冠状动脉造影危险分层：无创方法危险分层高危的患者，即使有轻或中度的心绞痛症状；严重的稳定型心绞痛，尤其是药物治疗效果欠佳者；无创检查评估为中危或高危并考虑进行重大非心脏手术的稳定型心绞痛患者。

④ 实施细则

对于非侵入性危险分层为高危，多提示大面积心肌缺血。危险分层高危的患者，应尽早行介入治疗。而对于心绞痛症状 CCS Ⅰ级或Ⅱ级无明显大面积缺血证据的患者，建议先给予药物治疗，在药物治疗症状控制不佳后，再行介入治疗。若 PCI 后再次心绞痛同时有大面积存活心肌，或有严重左主干疾病（直径狭窄>50%）同时不适合行 CABG 的患者，可选择 PCI 治疗（Ⅱa/C）；对不符合Ⅱ类标准、受累血管仅供血小面积存活心肌、无心肌缺血的客观证据、PCI 成功可能性小的病变、左主干病变且适合行 CABG、非严重病变（冠状动脉狭窄<50%）

的患者，不主张行 PCI（Ⅲ/C）。

对于有缺血证据的单支血管病变，总体来说，PCI 优于药物治疗，能减少心绞痛发作次数，减少抗心绞痛药物的应用，提高工作能力和生活质量，远期的血运重建较少，和 CABG 相比，有住院时间较短、康复期较短等优势。

临床实践中，由于各种原因，尤其是对指征把握不严，对于无明显大面积心肌缺血证据的患者，很多医师进行了扩大的介入治疗。无论临床试验还是《指南》均规定在有大面积客观缺血证据下才进行介入治疗，而国内很多医师对于症状很轻的患者或无明显缺血证据的患者就给予了 PCI，致使患者长期口服抗血小板药物，加重患者出血并发症的风险和经济负担。

（2）慢性稳定性冠心病介入治疗其他指征

①《指南》依据

2005 年 ESC《经皮冠状动脉介入治疗指南》指出：自体冠状动脉的原发病变常规置入支架（Ⅰ/A）；自体静脉旁路血管的原发病变常规置入支架（Ⅰ/A）；慢性完全闭塞病变（Ⅱa/C）、外科手术高风险患者（Ⅱa/B）置入支架是合理的；多支病变合并糖尿病（Ⅱb/C）、经选择的无保护左主干病变（Ⅱb/C）可以考虑应用。

2009 年我国《经皮冠状动脉介入治疗指南》指出：自体冠状动脉的原发病变常规置入支架（Ⅰ/A）；自体静脉旁路血管的原发病变常规置入支架（Ⅰ/A）；慢性完全闭塞病变（Ⅱa/C）、外科手术高风险患者（Ⅱa/B）、多支血管病变无糖尿病（Ⅱa/B）者适合 PCI；多支血管病变合并糖尿病（Ⅱb/C）、经选择的无保护左主干病变（Ⅱb/B）可以考虑应用。

② 证据来源

AWESOME 研究中，对于以前有心脏手术、大于 70 岁、左室射血分数<35%、7 天内心肌梗死的外科高危险患者，或使用主动脉球囊反搏支持的患者实施血运重建。三年生存率 PCI

组与 CABG 组两组相似（PCI 组 80% $vs.$ CABG 组 79%），但是 PCI 组再次血运重建率高。

PRISON-Ⅱ是近年来公布的唯一一项有关 DES 治疗慢性闭塞性病变的随机对照研究，雷帕霉素洗脱（Cypher）支架组及 BMS 组各入选 100 例，6 个月随访 Cypher 支架组再狭窄率（11% $vs.$ 41%，$P<0.0001$）和主要不良心脏事件发生率（4% $vs.$ 20%，$P<0.0001$）均显著低于 BMS 组。

SYNTAX 研究是在 2008 年 ESC 和 2008 年经导管心血管治疗学年会（TCT）上公布的，共入选了 1800 例左主干病变的患者，结果显示 DES 和 CABG 两种治疗方法的安全性相近。PCI 组和 CABG 组的全因死亡、卒中和 MI 的联合事件发生率分别为 7.6% 和 7.7%（$P=0.98$）。据此，PCI 治疗左主干的指征应当升级。

最近发表的 MASS Ⅱ研究入选 611 例多支血管病变患者，随机接受药物（203 例）、PCI（205 例）及外科旁路手术（203 例）治疗，历时 5 年的临床随访结果表明：三种治疗方法对患者死亡率的影响相似，均较低（分别为 16.2%、15.5% 和 12.8%）。内科药物治疗的远期事件发生率和再次血运重建率与 PCI 相似，外科旁路手术的一级终点事件（全因死亡）发生率较药物治疗组下降 44%。亚组分析表明，糖尿病、多支血管弥漫病变、左心功能减退、左主干远端以及伴有前降支开口病变的多支病变和通过 PCI 不能达到完全血运重建的患者，CABG 治疗获益更为明显。

关于多支病变经 PCI 置入普通支架治疗与 CABG 随机对照的 ARTS 临床试验结果显示，冠状动脉支架置入术与 CABG 组的死亡、脑卒中及 MI 发生率仍相似，支架组 TVR 较 CABG 组多见（仍与支架内再狭窄有关）；糖尿病患者中 CABG 组 1 年存活率高于介入治疗组（96.9% $vs.$ 92.9%），主要不良心脏事件（MACE）发生率低于介入治疗组。

③ 实施细则

病变表现为稳定性冠心病的冠状动脉旁路移植术后病变，《新指南》也建议进行PCI治疗。既往接受过CABG的患者，再次CABG相关的风险是初次手术的3倍。对于通畅的胸廓内脉桥，手术还有可能导致损坏这支桥血管的额外风险。PCI可以作为再次手术缓解症状的有效手段。无论是静脉桥还是动脉桥，欧洲《经皮冠状动脉介入治疗指南》和我国《经皮冠状动脉介入治疗指南》均推荐进行PCI术。

临床上CABG术后1～12个月发生的心肌缺血主要原因是吻合口狭窄。3年以上的心肌缺血通常是移植血管粥样斑块形成，斑块松软且多伴有血栓，在介入操作中容易脱落，尤其是退化性静脉桥血管、慢性闭塞静脉桥的PCI术较复杂，成功率低，并发症高，住院期间不良事件发生率为4%，远端血栓发生率为11%，需要具有较多PCI经验的医师完成。FIRE、PRIDE等研究结果显示远端保护装置在桥血管PCI术中的作用至关重要。我国《新指南》推荐进行静脉桥血管PCI术时采用远端保护装置。

长期稳定的高度狭窄的血管慢性闭塞表现为慢性稳定性冠心病，其多形成良好的侧支循环，可以满足静息状态下不出现缺血，从病理改变看这种完全闭塞病变主要由纤维化和钙化的粥样硬化斑块组成。其介入治疗的适应证包括药物治疗不佳的心绞痛、无创性检查显示大面积心肌缺血、冠状动脉造影显示适合进行介入治疗。闭塞病变的血运重建可以改善左室功能，降低以后行CABG的比例，改善生活质量，可能为其他冠状动脉血管提供潜在的侧支循环，改善心肌梗死后心室的重塑，提高无事件生存率。文献报道，4400例完全闭塞病变的PTCA平均成功率为69%（47%～81%），发生死亡、心肌梗死和急诊搭桥的几率与不完全闭塞病变组相似。传统认为CTO的PCI技术较安全，事实上其并发症发生率高达5%以上，因此对于准备行

PCI的患者需要个体化地评估获益/风险比。

在裸金属支架时代关于多支病变无糖尿病的研究显示，PCI与CABG的死亡及MI发生率相当，但PCI的再次血管重建率高于CABG。BARI试验10年随访结果显示，PCI与CABG的10年生存率无显著差异，在非糖尿病患者中，两者生存率几乎相当，但PCI的再次血管重建率显著高于CABG。相比BMS，DES能显著降低再狭窄率，但与CABG相比，血管重建率依然很高。最新公布的SYNTAX试验显示，紫杉醇洗脱支架与CABG的30天与12个月死亡率相当。与CABG相比，紫杉醇洗脱支架的卒中发生率更低。死亡、MI和卒中联合终点事件，置入紫杉醇洗脱支架组与CABG组的发生率无显著差异，PCI组的再次血管重建率却依然高于CABG组。

糖尿病合并多支病变患者，BMS时代研究显示，CABG的生存率可能与PCI相当或更高。BARI试验10年随访结果显示，糖尿病多支病变患者CABG的生存率显著高于PCI。荟萃分析显示，PCI与CABG的生存率无显著差异。最新CARDia试验显示，雷帕霉素洗脱支架置入术后再次血管重建的几率仍高于CABG。SYNTAX研究也显示，紫杉醇洗脱支架置入术后心脑血管事件发生率显著高于CABG。

因此，对于慢性稳定性冠心病的多支病变而言，PCI相比CABG未能显示更多优势，现有资料均支持CABG，对于年龄较大、左室射血分数<35%、近期内心肌梗死的患者，无论是PCI还是CABG预后均较差，制订治疗方案一定要综合评估一般情况、冠状动脉情况、血糖情况、其他脏器（尤其是肝、肾功能），对于此类病人，临床医师应该格外谨慎，逐层分析制订治疗方案。

对于无保护左主干稳定性冠心病患者，在BMS时代，CABG有明确生存获益证据。自DES问世以来，越来越多的研究支持无保护左主干病变进行PCI，最近公布的MAIN-

COMPARE结果显示，尽管CABG的3年无靶病变血管重建生存率更高，但两者累计生存率以及复合终点事件无明显差异。SYNTAX试验推出了SYNTAX积分，在中、低积分患者中，PCI组与CABG组心血管事件发生率相当，在较高积分患者中，PCI的12个月心脑血管不良事件发生率显著高于CABG。基于以上研究结果，对于积分较低、左心功能正常、单支病变患者，应评估个体情况行PCI；对于积分较高患者，病变多为复杂病变，建议行CABG。

3. 慢性稳定性冠心病介入治疗注意事项

对于慢性稳定性冠心病而言，其血运重建治疗可以包括改善预后和改善症状两方面。

（1）相关指南关于慢性稳定性冠心病改善预后的建议

Ⅰ类：

① 严重左主干或等同病变［即左前降支（LAD）和回旋支开口/近段严重狭窄］行CABG（证据水平A）。

② 3支主要血管的近段严重狭窄行CABG，特别是左室功能异常或功能检查较早出现的或广泛的可逆性缺血（证据水平A）。

③ 包括LAD近段高度狭窄的1~2支血管病变，且无创检查提示可逆性缺血者行CABG（证据水平A）。

④ 左室功能受损且无创检查提示有存活心肌的严重冠心病患者行CABG（证据水平B）。

Ⅱa类：

① 无LAD近段高度狭窄的1~2支血管病变，经历心脏性猝死或持续性室性心动过速而存活的患者行CABG（证据水平B）。

② 糖尿病患者严重3支血管病变且功能检查提示可逆性缺血者行CABG（证据水平C）。

③ 功能检查提示可逆性缺血并且有证据表明在日常活动中频繁发作缺血事件的患者行PCI或CABG（证据水平C）。

病变较重、左主干病变伴LAD近端或左室功能受损者均建议行 CABG，而仅在Ⅱa类第三项中建议行 PCI，说明 CABG 对于复杂病变较 PCI 能明显改善预后。对于年龄大于 75 岁、静息或运动时左室功能受损，同时伴复杂病变者，CABG 术是较佳的选择，这是临床实践中需要注意的。

实际工作中，由于技术的革新，我们也较多尝试对主要血管的近段开口病变和无保护左主干病变行 PCI 治疗，成功率也较高，不过患者均为较年轻、心功能尚可、初次发病的。

(2) 相关指南关于慢性稳定性冠心病改善临床症状的建议

Ⅰ类：

药物治疗不能控制症状的中、重度心绞痛患者，若潜在获益大于手术风险：① 技术上适合手术进行血管重建的多支血管病变行 CABG（证据水平 A）。② 技术上适合经皮血管重建的单支血管病变行 PCI（证据水平 A）。③ 技术上适合经皮血管重建的无高危冠状动脉解剖情况的多支血管病变行 PCI（证据水平 A）。

Ⅱa 类：

① 药物治疗不能满意控制症状的轻、中度心绞痛，若潜在获益大于手术风险：A. 技术上适合经皮血管重建的单支血管病变行 PCI（证据水平 A）。B. 技术上适合手术血管重建的多支血管病变行 CABG（证据水平 A）。C. 技术上适合经皮血管重建的多支血管病变行 PCI（证据水平 A）。

② 药物治疗不能满意控制症状的中、重度心绞痛，若潜在获益大于手术风险，技术上适合手术重建的单支血管病变行 CABG（证据水平 A）。

Ⅱb 类：

药物治疗不能满意控制症状的轻、中度心绞痛，若获益大于手术风险，技术上适合手术血管重建的单支血管病变行 CABG（证据水平 A）。

在缓解症状方面，介入治疗占有优势，最近的 COURAGE 研究证实此点，药物治疗不能满意控制症状的轻、中度心绞痛，技术上适合经皮血管重建的单支血管病变或多支血管病变行 PCI 能明显缓解症状。

临床上,对于年龄<50岁、对生活质量有明显需求的患者,从缓解症状角度出发,进行 PCI,同时结合规范 PCI 术后药物治疗,能进一步提高远期预后。

(3) 相关指南与临床实践分歧的原因

相关指南对稳定性冠心病患者应用 PCI 提供了建议,但并未提出明确的细则,对于具体的稳定性冠心病患者而言,不同临床医生可能选择不同治疗方案,这取决于临床医生的经验及偏好,同时取决于对指南的不同理解。

有研究发现,临床实践中,临床医生对稳定性冠心病患者进行 PCI 时,总是认为直觉会胜过证据。他们总是对再血管化充满信心,从开通狭窄动脉的角度讲他们是对的,同时 PCI 较低的并发症和高的成功率更加鼓舞他们,但是往往忽略了患者本身的危险评估。

4. 慢性稳定性冠心病病例

病例 1

病史:患者,女,70 岁,汉族,以"反复活动后胸痛 4 个月"为主诉入院,心绞痛 CCS 分级 II 级,高血压病史 10 余年,服用降压药物,血压控制在 $130\sim150/80\sim90\,mmHg$。既往无吸烟史,无糖尿病病史,父母均有高血压史。查体:双肺呼吸音略粗,心律齐,心音有力,未闻及病理性杂音,腹软,肝、脾未触及,双下肢无水肿。

辅助检查:静息心电图:窦性心律,胸痛发作时 $V_1\sim V_4$ 导联 ST 段压低 $0.05\,mV$。运动平板:运动中出现心绞痛,运动中 $V_1\sim V_6$ 出现 ST 段水平下降 $1\,mV$,因心绞痛停止试验。Duke 评分$=-8$。超声心动图:未见明显异常。

有创检查结果:冠状动脉造影示前降支近中段 75% 局限性狭窄(图 2-1);IVUS 显示前降支近中段纤维性斑块(图 2-2)。

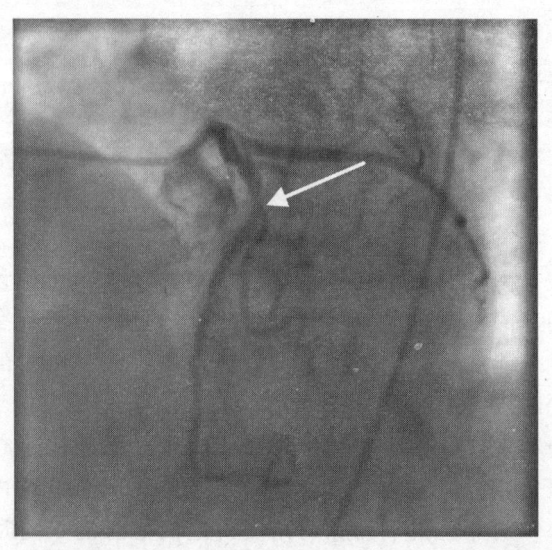

图 2-1 冠状动脉造影显示前降支近中段 75%局限性狭窄

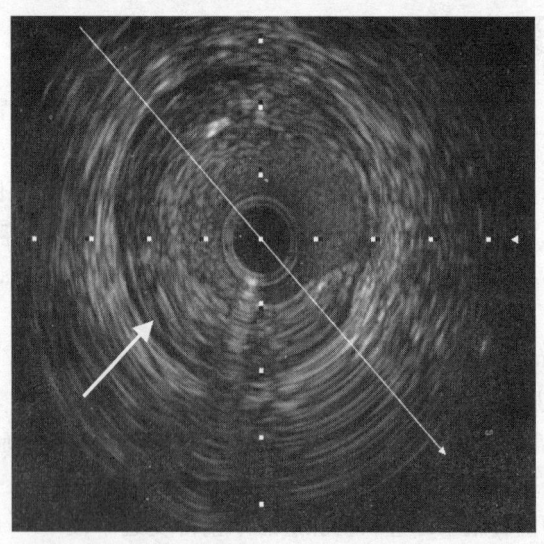

图 2-2 IVUS 显示前降支近中段中等回声纤维性斑块

综合点评：该患者心绞痛 CCS 分级 Ⅱ 级，结合运动平板和 Duke 评分定为中高危患者，考虑病变血管所支配的大面积心肌有缺血，故行有创检查。冠状动脉造影发现为单支病变，病变为前降支近段病变，其后方血管支配心肌面积较大，同时 IVUS 显示斑块负荷也较重，故置入一枚 3.5 mm×23 mm（Cypher）支架。术后冠状动脉造影结果见图 2-3。

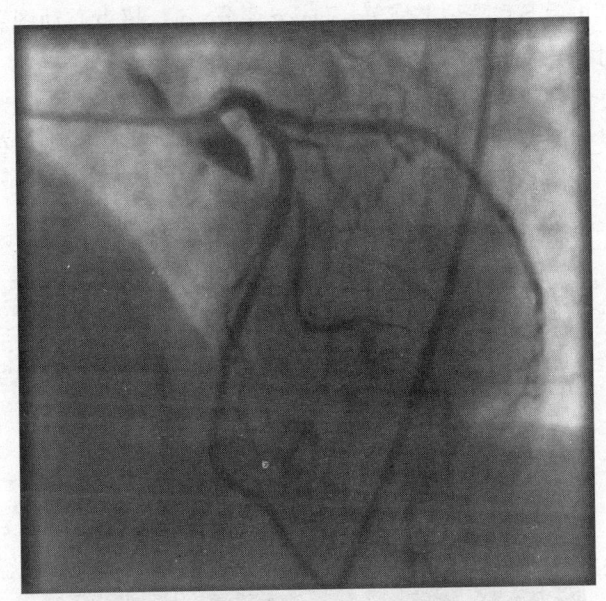

图 2-3　PCI 术后冠状动脉造影结果

患者术后使用阿司匹林、氯吡格雷两联抗血小板药物，同时给予美托洛尔（倍他乐克）、阿托伐他汀等药物，随访 2 年患者无心绞痛症状发作。

病例 2

病史：患者，男，53 岁，汉族，以"活动后胸闷半年余"为主诉入院。心绞痛 CCS 分级 Ⅰ 级。吸烟 30 余年，每天 10 支，已戒1年，偶尔饮酒，既往有高血压、糖尿病病史，父母均有糖尿病、高血压病史。查体：双肺呼吸音粗，可闻及湿啰音，心律齐，心音有力，未闻及病理性杂音，腹软，肝、脾未触及，双下肢无水肿。

辅助检查：静息心电图示：窦性心律。运动平板：运动中未出现心绞痛，运动中 $V_1 \sim V_4$ 出现 ST 段水平下降 0.5 mV，运动停止后 ST 段马上恢复，Duke 评分=5。超声心动图：静息未见明显异常。

有创性检查结果：冠状动脉造影显示前降支近段60%局限性狭窄（图2-4），IVUS 显示纤维钙化性斑块，斑块负荷较轻（图2-5）。

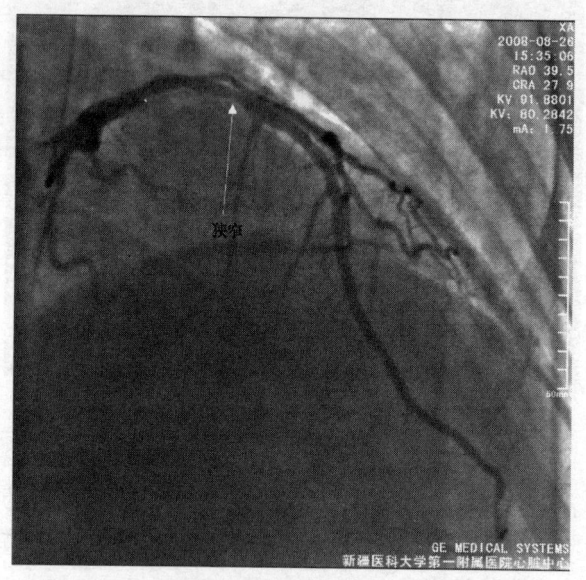

图2-4　冠状动脉造影显示前降支近段狭窄

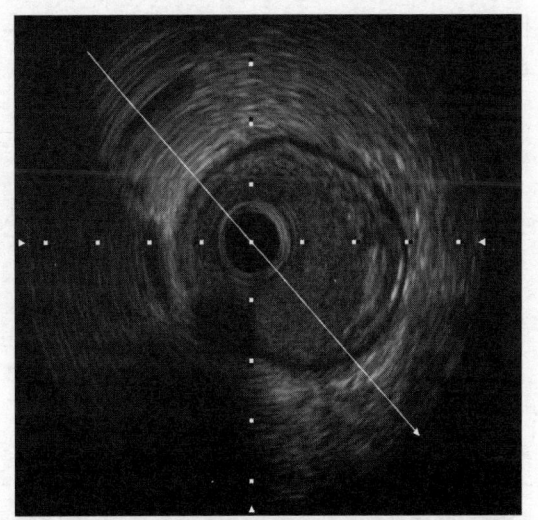

图 2-5 IVUS 显示前降支近段高回声纤维性钙化斑块

综合点评:患者心绞痛 CCSI 级,联合运动平板和 Duke 评分定为低危患者,患者要求行冠状动脉造影,冠状动脉造影显示为临界病变,血管内超声显示,斑块负荷较轻,未行介入治疗。

患者出院后给予阿司匹林和大剂量 β 受体阻滞剂治疗,同时给予阿托伐他汀、ACEI 和硝酸酯类等药物,随访 2 年未出现明显心绞痛症状。

病例 3

病史:患者,女,75 岁,以"反复活动后胸痛 10 天"为主诉入院。心绞痛 CCS 分级Ⅲ级。既往高血压病史 20 余年,无吸烟史,有 2 型糖尿病病史,父母均有高血压病史。查体:双肺呼吸音清,心律齐,心音低顿,未闻及病理性杂音,腹软,肝、脾未触及,双下肢无水肿。

辅助检查:静息心电图示:窦性心律。超声心动图:左室腔扩大,左室射血分数 38%,下壁心肌运动减弱。肌酐 200 μmol/L。

冠状动脉造影结果:冠状动脉多支病变,LCX 远段 85%局限狭窄（图2-6），LAD中段50%局限性狭窄（图2-7），右冠状动脉近段完全闭塞（图2-8）。

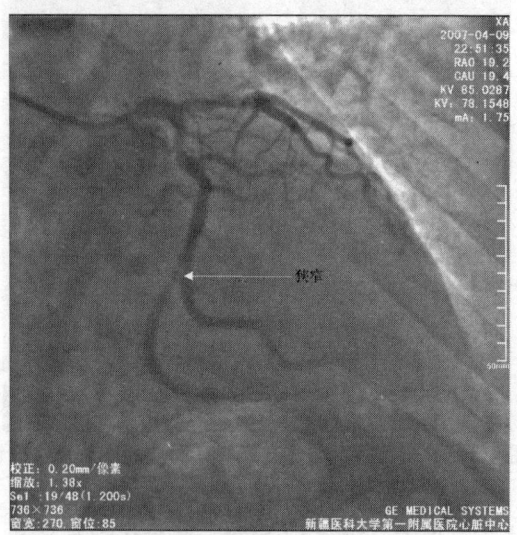

图2-6 LCX远段85%局限狭窄

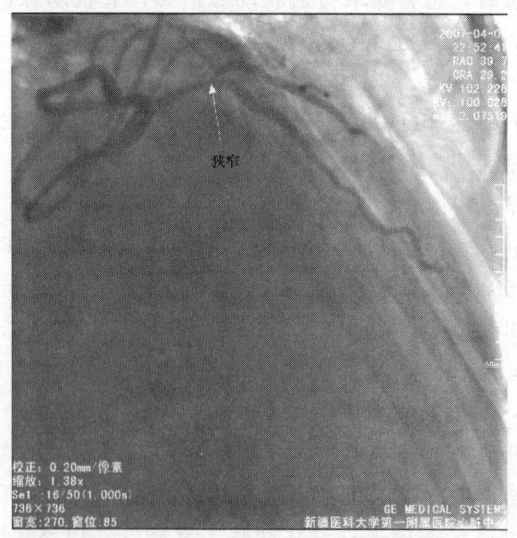

图2-7 LAD中段50%局限性狭窄

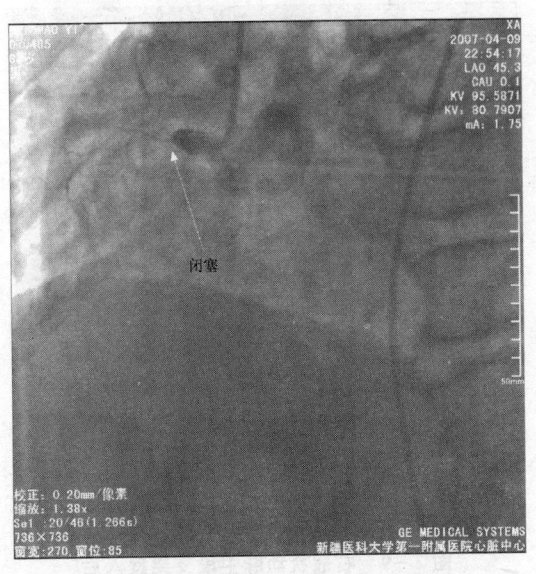

图2-8 右冠状动脉近段完全闭塞

综合点评：该患者年龄较大合并糖尿病，心绞痛分级CCS Ⅲ级，超声心动图显示心功能不佳，考虑可能为多支病变，合并肾功能不全，系为慢性稳定性冠心病高危组患者。冠状动脉造影结果为多支病变，前降支狭窄＜60%，回旋支狭窄较重，右冠状动脉完全闭塞。先开通右冠状动脉闭塞，再处理回旋支病变。若右冠状动脉闭塞无法开通，患者将采取CABG。开通右冠状动脉后，置入3.0 mm×36 mm（Partner）、4.0 mm×29 mm（Partner）支架（图2-9、图2-10）；于回旋支置入2.75 mm×24 mm（Partner）支架（图2-11）。

患者术后12 h发生室速，后转为室颤，除颤、药物抢救无效后死亡。

原因分析：患者为高龄女性，有糖尿病病史，又为多支病变，肾功能处于氮质血症期，发生室性心律失常前，患者无胸

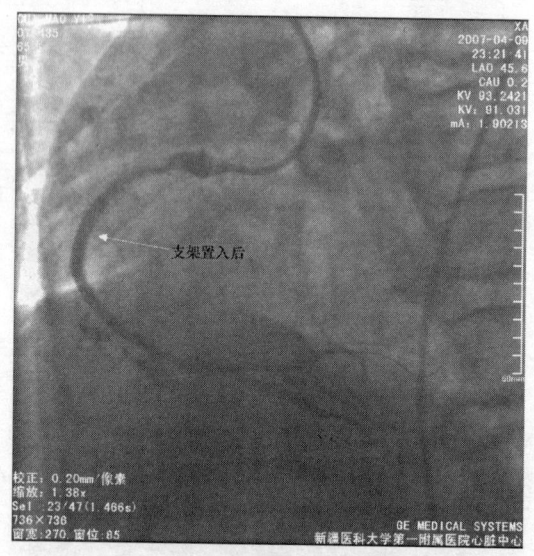

图 2-9 右冠状动脉中段支架置入后

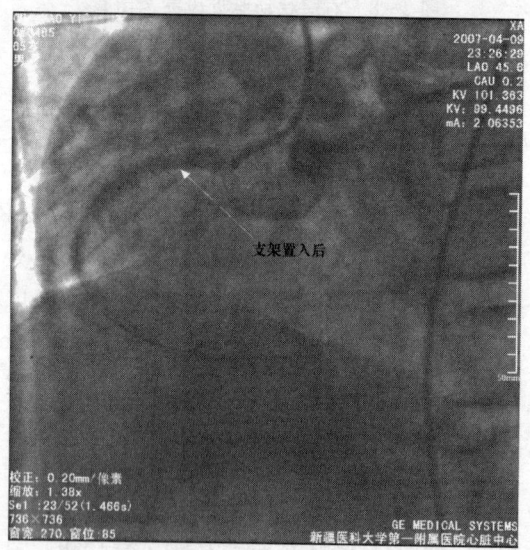

图 2-10 右冠状动脉近段支架置入后

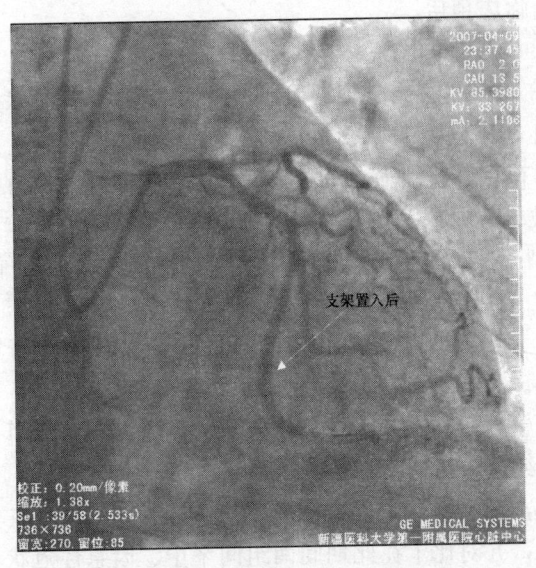

图 2-11　回旋支远段支架置入后

痛、胸闷症状，但也不能完全排除支架内血栓。

该患者死亡也再次提醒我们高危糖尿病病人合并多支病变行 PCI 风险很大，CABG 术的风险也同样大，需要综合权衡，药物治疗也许是另一选择。

三、COURAGE 研究——PCI 与药物治疗的比较

2007 年临床试验研究 COURAGE（the clinical outcomes utilizing revascularization and aggressive drug evaluation，血管再通和强化药物治疗临床结果评价）对当今冠心病 PCI 治疗观念提出了质疑和挑战。该项研究的主要结论是，对于稳定型心绞痛患者，PCI 联合理想药物治疗与单纯理想药物治疗两组间的总死亡率、心肌梗死及主要心血管事件发生率无明显差异，即 PCI 治疗并不比强化药物治疗更有效地改善稳定型心绞痛患

者的远期临床预后。

于1999—2004年，入选了来自美国和加拿大50家医院共2287例符合标准的稳定型心绞痛患者：至少1支冠状动脉血管近端出现70%以上狭窄，每周出现数次规律性胸痛，并有客观证据表明存在心肌缺血，如：静息或运动、药物激发的ST段压低或T波倒置，或至少1支冠状动脉血管近端出现80%以上狭窄伴典型心绞痛症状。排除标准包括：加拿大心血管学会（CCS）心绞痛分级持续Ⅳ级；运动试验中出现低血压；难治性心力衰竭、心源性休克、EF值<30%；6个月内施行过再血管化治疗等。

入选患者随机分入PCI联合理想药物治疗组（PCI组：1149例）和单纯理想药物治疗组（药疗组：1138例），随访2.5~7年（中位随访时间4.6年）。主要随访终点是全因死亡和非致死性心肌梗死，并对比了在此期间两组间卒中、因急性冠状动脉综合征入院、心绞痛缓解及再血管化（PCI或CABG）等主要心血管事件的发生率。药物治疗包括：（1）抗血小板聚集治疗：阿司匹林或氯吡格雷；（2）抗心肌缺血治疗：长效美托洛尔、硝酸酯以及氨氯地平，联合或单独使用；（3）同时使用赖诺普利或氯沙坦作为二级预防；（4）所有患者均接受强化降脂治疗（辛伐他汀或联合依折麦布），LDL-C目标值：1.55~2.20 mmol/L，同时通过运动或药物（烟酸或贝特类）升高HDL-C（高于1.03 mmol/L）以及降低TG（低于1.69 mmol/L）；（5）所有患者均接受生活方式干预：适当运动、饮食调整、戒烟以及有效控制血糖和血压等。

试验结果表明：平均随访4.6年时，PCI组和药疗组主要终点（全因死亡或非致死性心肌梗死）的发生率分别为19.0%和18.5%（$P>0.05$）。此外，在多支血管病变、既往有心肌梗死病史、合并糖尿病等高危患者等试验亚组，两组间主要终点事件的发生率差异无统计学意义。试验结果还表明：PCI治疗初期（1～3年）可有效缓解心绞痛症状，但是疗效随时间递减，在试验的第4.6年，两组间心绞痛缓解率无统计学意义。

根据本研究的结果，我们可认为"低危"的稳定性冠心病患者不能从PCI中获益，但是，对于"高危"患者，如左室功能不全、无创负荷试验提示明显心肌缺血等，是否能从PCI中获益尚无定论。已有多个研究证实PCI可有效地减少急性冠状动脉综合征患者的主要事件发生率，包括死亡、心肌梗死等，所以，对于经过强化药物治疗，但仍有症状发作，以及无创检查提示较大面积心肌存在缺血，或者合并心功能不全的稳定性冠心病患者，可能会从PCI中获益。

本研究试验设计合理、科学，统计学分析严谨、精确，因此结论令人信服。但是仍然具有其局限性和不足：（1）COURAGE研究从35 000名稳定型心绞痛患者中筛选了2287名入组，仅占6%，故不具有普遍性；（2）COURAGE研究剔除了高危患者，入选的低危患者才使COURAGE研究得出相应的结果。在32 468例患者中，4939例左室射血分数低下患者、2542例合并其他疾病患者、947例左主干病变患者被剔除，最后仅有3071例患者入选。另外，在该研究中绝大部分患者为男性患者，女性患者仅占15%，这与临床实际工作情况不符，也使得该研究产生偏倚。（3）COURAGE研究在剔除了高危患者之后，又把不同危险分层的患者混杂在一起，未采用欧洲心脏病协会（ESC）《稳定型心绞痛治疗指南》中关于稳定型心绞痛进行危险分层的策略，导致COURAGE研究中PCI在改善患者预后方面并未显示出其优势。

COURAGE的主要研究者William S. Weintraub谈到，COURAGE的研究结果并没有表明PCI本身毫无价值；对于稳定型心绞痛患者的早期治疗策略，PCI可能是不合适的。这意味着PCI并不是稳定型心绞痛患者唯一有效的和临床受益的早期治疗策略，对于许多患者和医生而言，只采用最佳药物治疗也许是合适的、正确的，当他们最终对最佳药物治疗的疗效作出判断以后，他们可以决定延期采用 PCI。

冠心病是一种系统性疾病，因此需要系统性治疗。血流受限导致了心绞痛和缺血。但是这种情况不一定会诱发死亡、MI 和 ACS。COURAGE 的试验结果支持了 ACC/AHA 的临床实践指南，对于轻、中度稳定型心绞痛患者，首先考虑最佳药物治疗应该是正确的决定；而对于重度稳定型心绞痛患者、症状不稳定患者、最佳药物治疗无效的患者，那么就需要考虑 PCI 治疗。

（马依彤）

参考文献

1. Sidney C. Smith, Ted E. Feldman, John W. Hirshfeld, et al. ACC/AHA/SCAI 2005 Guideline Update for Percutaneous Coronary Intervention. A Report of the American College of Cardiology/American Heart Association Task Force on Practice Guidelines (ACC/AHA/SCAI Writing Committee to Update the 2001 Guidelines for Percutaneous Coronary Intervention). Circulation, 2006, 113: e166 - e286.
2. Spencer B. King III, Sidney C. Smith, John W. Hirshfeld, et al. 2007 Focused Update of the ACC/AHA/SCAI 2005 Guideline Update for Percutaneous Coronary Intervention: A Report of the American College of Cardiology/American Heart Association Task Force on Practice Guidelines: 2007 Writing Group to Review New Evidence and Update the ACC/AHA/SCAI 2005 Guideline Update for Percutaneous Coronary Intervention, Writing on Behalf of the 2005 Writing Committee. Circulation, 2008, 117: 261 - 295.
3. Gibbons RJ, Abrams J, Chatter K, et al. ACC/AHA 2002 Guideline upgrade for the management of patients with chronic Stable angina: a report of the American College of Cardiology American Heart Association

Task Force on Practice guidelines (Committee on the Management of Patients with Chronic Stable Angina). J Am Coll Cardiol, 2003, 41 (1): 159 - 168.
4. 中华医学会心血管病学分会, 中华心血管病杂志编辑委员会. 慢性稳定性心绞痛诊断与治疗指南. 中华心血管病杂志, 2007, 35 (3): 195 - 206.
5. 中华医学会心血管病学分会, 中华心血管病杂志编辑委员会. 经皮冠状动脉介入治疗指南 (2009). 中华心血管病杂志, 2009, 37 (1): 4 - 25.
6. Serruys PW, Mohr FW. The synergy between percutaneous coronary intervention with TAXUS and cardiac surgery: the SYNTAX study. The American Heart Journal, 2006, 151 (6): 115 - 116.
7. 吕树铮, 陈韵岱, 等. 冠状动脉介入诊疗技巧及器械选择. 第2版. 北京: 人民卫生出版社, 2006: 62 - 82.
8. Davies RF, Goldberg AD, Forman S, et al. Asymptomatic Cardiac Ischemia Pilot (ACIP) study two-year follow-up: outcomes of patients randomized to initial strategies of medical therapy versus revascularization. Circulation, 1997, 95: 2037 - 2043.
9. Parisi AF, Folland ED, Hartigan P. A comparison of angioplasty with medical therapy in the treatment of single-vessel coronary artery disease. Veterans Affairs ACME Investigators. N Engl J Med, 1992, 326: 10 - 16.
10. Campeau L. Letter: Grading of angina pectoris. Circulation, 1976, 54 (3): 522 - 523.
11. Mark DB, Shaw L, Harrell FE, et al. Prognostic value of a treadmill exercise score in outpatients with suspected coronary artery disease. N Engl J Med, 1991, 325 (12): 849 - 853.
12. Morrison DA, Sethi G, Sacks J, et al. Percutaneous coronary intervention versus coronary artery bypass graft surgery for patients with medically refractory myocardial ischemia and risk factors for adverse outcomes with bypass: a multicenter, randomized trail. Investigators of the Department of Veterans Affairs Cooperative Study #385, the Angina with Extremely Serious Operative Mortality Evaluation (AWESOME). Am Coll Cardiol, 2001, 38: 143 - 149.
13. Abizaid A, Costa M, Centemero M, et al. Clinical and economic im-

pact of diabetes mellitus on percutaneous and surgical treatment of multivessel coronary disease patients: insights form the Arterial Revascularization Therapy Study (ARTS) trial. Circulation, 2001, 104: 533 - 538.
14. Shaw LJ, Berman DS, Maron DJ, et al. Optimal medical therapy with or without percutaneous coronary intervention to reduce ischemic burden: results from the Clinical Outcomes Utilizing Revascularization and Aggressive Drug Evaluation (COURAGE) trail nuclear substudy. Circulation, 2008, 117: 1283 - 1291.
15. Schomig A, Mehilli J, de Waha A, et al. A meta-analysis of 17 randomized trials of a percutaneous coronary intervention-based strategy in patients with stable coronary artery disease. J Am Coll Cardiol, 2008, 52: 894 - 904.
16. 胡大一，马长生．心脏病学实践 2008 -规范化治疗．北京：人民卫生出版社，2008：220 - 225.
17. 高润霖．从 COURAGE 研究引发的思考．中华心血管病杂志，2007，(35) 8：689 - 690.
18. 葛雷．COURAGE 研究结果管窥．心血管病学进展，2007，(28) 3：368 - 368.

第三章　非 ST 段抬高型急性冠状动脉综合征的经皮冠状动脉介入治疗（PCI）实践

要点：

- 入院和住院期间危险分层对选择最佳治疗策略至关重要。
- 心肌梗死和死亡的高危因素包括复发心绞痛、早期梗死后心绞痛、动态 ST 段变化、心脏生化损伤标志物升高、血流动力学不稳定和心律失常、糖尿病。
- 高危患者推荐早期采取侵入性策略，包括冠状动脉造影和血运重建。
- 低危患者推荐早期采取保守治疗策略，必要时行负荷试验。
- 药物治疗（抗缺血治疗、抗血小板和抗凝治疗）是 NSTE-ACS 患者治疗的基石。

急性冠状动脉综合征（急性冠脉综合征，ACS）是在冠状动脉粥样硬化斑块破裂基础上，继发完全或不完全闭塞性血栓形成的一组临床综合征。根据心电图（ECG）将 ACS 分为两类：(1) ST 段抬高型 ACS（STE-ACS）：具有典型的突发性胸痛和持续性 ST 段抬高，提示突发冠状动脉完全闭塞；(2) 非 ST 段抬高型 ACS（NSTE-ACS）：表现为突发胸痛（或其他缺血症状），ECG 不出现 ST 段抬高，可出现持续或一过性 ST 段压低或 T 波倒置、低平、假性正常化，或心电图变化不明显，包括不稳定型心绞痛（UA）和非 ST 段抬高型心肌梗死（NSTEMI）。

从单纯球囊成形术到支架术再到药物涂层支架术，经皮冠状动脉成形术（PCI）的适应证不断拓宽，越来越多的 ACS 患者适合接受冠状动脉介入治疗。NSTE-ACS 最佳治疗策略随着时代发展而发展，ACC/AHA 和 ESC 最新《经皮冠状动脉介入治疗指南》以及 2009 年中国《经皮冠状动脉介入治疗指南》建议对于高危患者给予早期侵入性治疗，而对于低危患者给予早期保守治疗。根据一些大规模国际注册研究，临床实践中约 25% 的 NSTEMI 和 18% 的 UA 患者住院期间接受 PCI。

本章将就 NSTE-ACS 的介入治疗策略，从 NSTE-ACS 的病理生理和临床后果、危险分层、早期介入治疗与保守治疗的比较、PCI 的辅助药物治疗、结合最新 NSTE-ACS 指南等方面进行论述。

一、NSTE-ACS 的病理生理和临床表现

ACS 是一大类包含不同临床特征、临床危险性及预后的临床症候群，它们有共同的病理机制，即冠状动脉硬化斑块破裂、血栓形成，并导致病变血管不同程度的阻塞。NSTE-ACS 主要特征是心肌供氧和需氧之间的平衡失调。最常见的原因是由于斑块破裂发生的非阻塞型血栓或冠状动脉痉挛所致；其他原因还包括冠状动脉严重狭窄但没有痉挛或血栓，见于进展性动脉粥样硬化患者或 PCI 后再狭窄、冠状动脉夹层、继发性 UA 等。

NSTE-ACS 有以下临床表现：① 静息性心绞痛。② 初发心绞痛。③ 恶化劳力型心绞痛：既往有心绞痛病史，近 1 个月内心绞痛恶化加重，发作次数频繁、时间延长或痛阈降低（心绞痛分级至少增加 1 级，或至少达到 Ⅲ 级）（表 3-1）。变异型心绞痛也是 UA 的一种，通常呈自发性。其特点是一过性 ST 段抬高，多数自行缓解，不演变为心肌梗死，动脉斑块导致局部内皮功能紊乱和冠状动脉痉挛是其发病原因。④ NSTEMI：临床表现与 UA 相似，但是比 UA 更严重，持续时间更长。UA 可

发展为 NSTEMI 或 ST 段抬高型心肌梗死。

表 3-1　加拿大心血管病学会（CCS）的心绞痛分级

级别	心绞痛临床表现
Ⅰ级	一般体力活动不引起心绞痛，例如行走和上楼，但紧张、快速或持续用力可引起心绞痛发作
Ⅱ级	日常体力活动稍受限，快步行走或上楼、登高、饭后行走或上楼、寒冷或风中行走、情绪激动可发作心绞痛，或仅在睡醒后数小时内发作。在正常情况下以一般速度平地步行 200 m 以上或登一层以上楼梯受限
Ⅲ级	日常体力活动明显受限，在正常情况下以一般速度平地步行 100～200 m 或登一层楼梯时可发作心绞痛
Ⅳ级	轻微活动或休息时即可出现心绞痛症状

二、NSTE-ACS 的危险分层

根据病史中典型的心绞痛症状、典型的缺血性心电图改变（新发或一过性 ST 段压低≥0.1 mV，或 T 波倒置≥0.2 mV）以及心脏损伤生化标志物（cTnT、cTnI 或 CK-MB）测定，可以作出 UA/NSTEMI 诊断。诊断未明确而病情稳定的不典型患者，可以在出院前进行负荷心电图或负荷超声心动图试验、核素心肌灌注显像、冠状动脉造影等检查。

NSTE-ACS 患者入院时的病史、体格检查、心电图、肾功能评估和心脏损伤生化标志物检测均可以用于评估死亡和非致死性缺血事件（新发或再发心肌梗死、再发 UA、严重心绞痛需住院治疗或急诊血运重建）的风险。根据 TIMI 风险评估流程预测 14 天内全因死亡率和新发或再发心肌梗死的风险，有助于识别出能从早期血运重建治疗中获益的高危患者（表 3-2）。GRACE 危险评分预测患者出院 6 个月死亡危险度，9 个预测指标为：年龄、既往心肌梗死史、心力衰竭病史、静息心率（次/分）、收缩压、ST 段压低、初始血肌酐水平、心脏损伤生化标志物水平、住院期间是否行 PCI（表 3-3）。由于涉及多个因素，不可能应用单一表格精确定量患者未来心脏不良事件的危险度。实际上针对不同患者可以灵活应用这些指标，其中有心力衰竭表现、血流动力学不稳定、心脏损伤生化标志物显著升高和心电图 ST 段显著压低更为重要。

表 3-2 UA/NSTEMI TIMI 风险评分

TIMI 风险评分	随机化 14 天后全因死亡、新发或再发心肌梗死或需要急诊血运重建的再发心肌缺血出现几率（%）
0~1	4.7
2	8.3
3	13.2
4	19.9
5	26.2
6~7	40.9

注：TIMI 风险评分为住院期间 7 个方面分数的总和。有下列情况分别计 1 分：年龄≥65 岁、有至少 3 个冠心病危险因素、既往冠状动脉狭窄≥50%、心电图 ST 段变化、24h 内至少 2 次心绞痛发作、7 天前应用阿司匹林、心肌损伤生化标志物水平升高。

表 3-3 UA/NSTEMI GRACE 风险评分

危险分层	GRACE 总积分	住院死亡率（%）
低危	≤108	<1
中危	109~140	1~3
高危	≥140	>3
危险分层	GRACE 总积分	出院 6 个月死亡率（%）
低危	≤88	<3
中危	89~118	3~8
高危	≥118	>8

注：GRACE 评分软件可从 www.outcome.org/grace 网站下载。

极高危患者（符合以下 1 项或多项）：严重胸痛持续时间长、无明显间歇或≥30 min，濒临 MI 表现；心肌损伤生化标志物显著升高和（或）心电图 ST 段显著压低（≥2 mm）持续不恢复或范围扩大；明显血流动力学变化、严重低血压、心力衰竭或心源性休克；严重恶性心律失常：室性心动过速、心室纤颤。

中、高危患者（符合以下 1 项或多项）：心肌损伤生化标志物升高；心电图 ST 段压低（<2 mm）；强化抗缺血治疗 24 h 反复发作胸痛；有 MI 病史；冠状动脉造影示冠状动脉狭窄病史；PCI 或 CABG 术后；左室射血分数<40%；糖尿病；肾功能不全（肾小球滤过率<60 ml/min）。

三、UA/NSTEMI 的治疗

UA/NSTEMI 治疗主要有两个目的：即刻缓解缺血和预防严重不良反应后果（即死亡或心肌梗死或再梗死）。其治疗包括抗缺血治疗、抗血小板治疗与抗血栓治疗和根据危险分层行血运重建治疗。

（一）一般治疗

NSTE-ACS 患者症状复发、心电图 ST 段改变或心脏损伤生化标志物阳性并且血流动力学稳定的患者，应入住 CCU 并卧床持续进行心电监护，仔细观察缺血复发症状，同时按有创或保守治疗策略进行处理。如果没有下列并发症：持续性室性心动过速或心室纤颤、窦性心动过速、心房颤动或扑动、高度房室传导阻滞、持续性低血压、有症状或 ST 段改变的复发性心力衰竭，24 h 后如好转可以离开 CCU。对于中危或高危患者，特别是 cTnT 或 cTnI 升高者，住院时间相对延长，应积极强化内科治疗。

UA/NSTEMI 标准的强化治疗包括：抗缺血治疗、抗血小板和抗凝治疗。有些患者经过强化的内科治疗，病情即趋于稳定。另一些患者经保守治疗无效，可能需要早期行介入治疗。关于在 UA/NSTEMI 时使用他汀类药物的疗效，目前已有循证医学证据（如 PROVEIT、AtoZ 和 MIRACL 等试验）证明其对 ACS 患者有益，因此建议在 ACS 时尽早使用。

高危 ACS 患者一旦入院，则应当开始进行标准治疗。除非有禁忌证，均应开始阿司匹林、β 受体阻滞剂、抗凝治疗等，而且需要作出是否行冠状动脉造影和血运重建治疗的决策。一种策略为早期介入策略，常规冠状动脉造影和血运重建治疗；另一种策略为根据心肌缺血而采用早期保守治疗策略，对经药物治疗仍然反复发作心肌缺血或负荷试验高危的患者施行冠状动脉造影。无论是否采用冠状动脉造影策略，均应重点考虑患者的左室功能，冠状动脉造影后即可完成左室造影，如不适合当时行冠状动脉造影，可以应用超声心动图或心室核素显像评估左室功能。

（二）抗缺血治疗

硝酸酯能降低心肌需氧，同时增加心肌供氧，对缓解心肌缺血有帮助。心绞痛发作时，可舌下含服硝酸甘油，每次 0.5 mg，必要时每间隔 5 min 可以连用 3 次，或使用硝酸甘油喷雾剂。使用硝酸甘油后症状无缓解且无低血压的患者，可从静脉滴注硝酸甘油的治疗中获益。硝酸酯类可以减轻缺血症状，是控制心肌缺血的重要药物。

β 受体阻滞剂通过负性肌力和负性频率作用，降低心肌需氧量和增加冠状动脉灌注时间，因而有抗缺血作用。因此没有禁忌证时应当早期开始使用 β 受体阻滞剂，并且优先选用无内源性拟交感活性的 β 受体阻滞剂。使用 β 受体阻滞剂治疗期间，应经常监测心律、心率、血压及心电图，并且听诊肺部有无啰音和支气管痉挛。使用 β 受体阻滞剂的目标心率为 50~60 次/分。

已经使用足量硝酸酯和 β 受体阻滞剂的患者，或不能耐受硝酸酯和 β 受体阻滞剂的患者或变异型心绞痛患者，可以使用钙通道阻滞剂控制进行性缺血或复发性缺血。肺水肿或严重左心室功能不全者，应避免使用钙通道阻滞剂。所有钙通道阻滞剂在 UA/NSTEMI 的获益主要限于控制缺血症状，因此建议将二氢吡啶类钙通道阻滞剂作为硝酸酯和 β 受体阻滞剂后的第二或第三选择。不能使用 β 受体阻滞剂的患者，可选择减慢心率的钙通道阻滞剂维拉帕米和地尔硫䓬。ACEI 类药物可以降低 AMI、糖尿病伴左室功能不全及高危冠心病患者的死亡率，因此在这类患者及虽然使用了 β 受体阻滞剂和硝酸酯仍不能控制缺血症状的患者，可以考虑使用 ACEI。

（三）UA/NASTEMI 的冠状动脉血运重建治疗

1. 早期介入性治疗与早期保守治疗策略的比较

NSTE-ACS 患者的入院后治疗策略主要有两种：早期介入治疗和早期保守治疗。早期介入治疗包括早期冠状动脉造影，根据冠状动脉造影结果决定是否进一步行 PCI 或冠状动脉旁路移植术（CABG）。早期保守策略则指在强化药物治疗无效或无创方法证实有缺血证据的基础上，再考虑介入治疗。

保守治疗策略可以避免常规早期采用有创操作，一旦采取早期保守策略，在采取强化药物治疗后或于出院前应考虑应用各种无创性评估手段进行评估，如激发（运动或药物）试验发现自发性或低运动量导致的严重缺血或大面积缺血，应尽快完成冠状动脉造影，明确冠状动脉病变的范围和程度，选择合适的血运重建治疗。保守治疗的优点是患者应用药物治疗稳定病情，不需要进行冠状动脉造影，限制住院期间不必要的心导管检查，降低医疗费用和并发症。

与 2002 版《经皮冠状动脉介入治疗》更倾向早期侵入性的观点不同，2007 年 ACC/AHA 新的《经皮冠状动脉介入治疗》则建议医师针对具体患者，根据其危险分层、有无重要合并症以及患者的个人意愿等综合评定。高危患者推荐给予早期侵入治疗策略，包括冠状动脉造影和血运重建。

2009年中国《经皮冠状动脉介入治疗》指出，对于低危和早期未行PCI的NSTE-ACS患者出院前应进行必要的评估，根据心功能、心肌缺血情况和再发心血管事件的危险采取相应的治疗。对于中、高危以上患者行PCI应遵循首先进行危险分层（如前述），合理规范的术前、术中用药和恰当的PCI策略，危险度越高的患者应尽早行PCI，术前、术中的用药如抗血小板治疗、抗凝治疗等也随着危险度的增加应适当加强。关于NSTEA-ACS患者治疗策略的选择见表3-4。

表3-4 NSTE-ACS患者治疗策略的选择

紧急侵入治疗（2h内）	早期侵入治疗（72h内）	保守治疗
心绞痛持续时间长、无明显间歇或>30 min，濒临MI表现	强化抗缺血治疗24 h内反复发作心绞痛	无再发胸痛
心脏损伤生化标志物显著升高和心电图ST段压低（≥2 mm）持续不恢复或范围扩大	心脏损伤生化标志物升高和动态ST段或T波改变（有或无症状）（<2 mm）	无心电图异常（入院时和入院后6~12h）
明显血流动力学不稳定如严重低血压、心力衰竭、心源性休克	肾功能不全［(GFR<60 ml/(1.73 m² · min)］	无肌钙蛋白升高（入院时和入院后6~12h）
危及生命的心律失常（心室纤颤或室性心动过速）	左室射血分数<40%	无心力衰竭
	糖尿病	
	6个月内PCI史	
	既往CABG史	
	危险评分中到高危	

对血流动力学极不稳定的患者（肺水肿、低血压、致死性恶性心律失常）推荐在主动脉内球囊反搏（IABP）支持下进行冠状动脉造影，并限制冠状动脉内多次注入造影剂，也不进行

左室造影,以免血流动力学状态恶化,其左室功能可由超声心动图评价,20%的患者被发现为3支病变伴左室功能不全或左主干病变,这部分患者可从血运重建中获益,改善生存。与保守治疗比较,对罪犯血管进行早期介入治疗,可以减少住院时间以及避免使用多种抗心绞痛药物。同时,由于低分子肝素和GPⅡb/Ⅲa受体拮抗剂抗血栓治疗降低了PCI的围术期风险使早期介入治疗更具有吸引力。

支架和GPⅡb/Ⅲa受体拮抗剂应用于临床之前,一些临床试验如TIMI-ⅢB、VANQWISH、MAHE研究并未证实早期介入治疗优于早期保守治疗策略。支架、GPⅡb/Ⅲa受体拮抗剂、噻吩吡啶药物应用于临床后,一些临床试验如FRISC-Ⅱ、TACTICS-TIMI-18、VINO、RITA-3、ICTUS研究大多数支持早期介入治疗策略(表3-5)。

表3-5 5项临床试验的早期介入治疗与保守治疗临床疗效比较

	原发终点	随访时间	早期介入治疗	保守治疗	RR或OR	P值
FRISC-Ⅱ	死亡/心肌梗死	1年	10.4%	14.1%	0.74	0.005
TACTICS	死亡/心肌梗死/因ACS再住院	6个月	15.9%	19.4%	0.78	0.025
VINO	死亡/心肌梗死	6个月	6.2%	22.3%	未知	<0.001
RITA-3	死亡/心肌梗死	1年	7.6%	8.3%	0.91	0.58
ICTUS	死亡/心肌梗死/再住院	1年	22.7%	21.2%	1.07	0.33

RR:相对危险度;OR:危险比数比

以上临床试验中,早期介入治疗策略血运重建率介于44%~76%,而早期保守治疗策略血运重建率介于9%~40%,早期保守治疗策略出院后血运重建率显著高于早期介入治疗策略。除RITA-3和ICTUS研究外,其他3项研究结果显示早期介入治疗策略死亡、心肌梗死、再住院发生率明显低于早期保守治疗策略。RITA-3研究随访1年，结果显示早期介入治疗与早期保守治疗策略临床后果无明显不同，但是随访5年后早期介入治疗明显优于早期保守治疗策略（死亡率：16.6% $vs.$ 20%，$P=0.044$）。虽然ICTUS研究1年和4年随访结果均未证实早期介入治疗优于早期保守治疗策略，且最近Hirsch等分析ICTUS试验结果发现住院期间血运重建是减少4年内死亡或心肌梗死的因素。

既往荟萃分析结果表明，早期介入治疗优于早期保守治疗。Mehta等证实常规介入治疗可以相对降低（18%）死亡或心肌梗死发生率，使心绞痛发作减少、再住院率下降、生活质量改善；常规介入治疗与住院死亡率高有关，但该缺点被出院至随访期末死亡率下降的优点而弥补。另一项荟萃分析（包括ICTUS试验）显示，与保守治疗相比，早期有创治疗策略可以改善患者长期生存率和减少致残率，减少2年非致死性心肌梗死发生率（7.6% $vs.$ 9.1%，$P=0.012$）和13个月住院率（19.9% $vs.$ 28.7%，$P<0.001$）。

2. 介入治疗最佳时间

CRUSADE注册研究比较早期介入治疗与晚期介入治疗的差异，依据介入时间将患者分为早期介入组（平均23.4 h）和晚期介入组（平均46.3 h），住院期间两组死亡或心肌梗死发生率无差异（6.6% $vs.$ 6.6%，$P=0.86$）。ISAR-COOL试验中患者随机接受早期介入治疗（<6 h）与抗血栓预处理后延迟介入治疗（3~5天），30天死亡或心肌梗死发生率在早期介入治疗组明显下降（5.9% $vs.$ 11.6%，$P=0.02$）。CRUSADE中17 926例高危患者，其中8037例患者接受早期介入治疗（<48 h），早期介入治疗的患者住院死亡率和出院后心肌梗死率明显低于未行早期介入治疗的患者，应用倾向性评分校正组间差异后，早期介入治疗患者死亡率仍低于未行早期介入治疗的患者（2.5%

vs. 3.7%，$P<0.01$)。

TIMACS试验对比早期介入治疗（24 h内冠状动脉造影）与延迟介入治疗（36 h后冠状动脉造影），6个月原发终点事件（死亡、心肌梗死、脑卒中）发生率两组无显著差异（9.6% vs. 11.3%），而次要终点事件（死亡、心肌梗死、顽固性心绞痛）发生率早期介入治疗组比延迟介入治疗组下降28%（9.5% vs. 12.9%，$P=0.003$），高危患者（GRACE评分>140）早期介入治疗使原发终点事件发生率明显下降（13.7% vs. 21.6%，$P=0.002$），而低危或中危患者（GRACE评分≤140）两种治疗效果无差异（7.6% vs. 6.7%，$P=0.48$）。

上述研究表明早期介入治疗策略可能改善NSTE-ACS患者的预后，但是最佳介入治疗时间仍然不能确定。早期介入治疗可能预防等待延迟介入治疗期间的缺血事件发作，而延迟介入治疗前强化抗血栓治疗可能会使斑块更稳定、减少操作相关并发症的发生。因此，还需要进一步开展前瞻性更长随访时间的临床试验以明确。

3. 介入治疗的基本原则

NSTE-ACS介入治疗的目的应该是获得最佳临床效果和改善患者长期预后。冠状动脉造影能够明确冠状动脉分布、狭窄的程度和部位以及是否适合行冠状动脉血运重建治疗等。左室造影通常与冠状动脉造影一同完成，可以确定心室节段性异常或左室功能不全的程度，以及是否合并其他疾病（如瓣膜病或先天性心脏病）及其程度。

早期冠状动脉造影可以提高预后分层的可靠性，可以指导药物治疗以及制订血运重建治疗策略。需要强调的是，ACS的不良后果呈高度时间依赖性，12个月后发生不良事件危险度基本与低危的慢性稳定型心绞痛患者相同。

大多数NST-ACS患者并不属于高危患者，无典型高危表现，从常规血运重建治疗中的获益程度不可能与高危患者一致。

因此，无创检查对于低危患者是一种很好的选择，在出现新的临床症状之前可以安全应用。对于临床和无创性检查证实为非高危的患者，应当根据患者的意愿和临床症状决定是否需要行冠状动脉造影。

过去6个月内有PCI史而表现为UA的患者，如果提示冠状动脉再狭窄，一般可以先行冠状动脉造影，无需先做功能性检查，再次PCI往往有效。既往有CABG史的患者属于另一类需要早期进行冠状动脉造影的患者，此时无创检查难以明确自身冠状动脉病变进展以及桥血管病变的情况。此外，既往检查提示左室收缩功能减退和有充血性心力衰竭患者，均有相当程度的风险性，均可从血运重建治疗中获益，因而值得早期进行冠状动脉造影。

NSTE-ACS患者的冠状动脉造影典型表现如下：① 10%～20%患者没有严重狭窄；② 30%～35%为单支病变；③ 40%～50%为多支病变；④ 4%～10%有明显左主干狭窄。通常认为复杂斑块与罪犯血管病变有关，这些病变通常呈偏心性，部分边缘不规则，与冠状动脉内血栓、静息状态下心肌缺血复发、心肌梗死和心脏性死亡有关。

权衡低危患者的治疗策略时，也应当考虑患者的经济情况、生活态度和生活质量。强化药物治疗效果差、生活质量及功能状态差和准备承担血运重建术带来风险的低危患者，应当考虑进行血运重建治疗。对于有严重合并症的高危患者，需要医生、患者和其家属之间进行充分的讨论，再决定下一步治疗策略。

影响冠状动脉血运重建的合并症包括：① 进展性或转移性肿瘤，并且预期寿命≤1年；② 存在禁忌使用系统抗凝或引起严重认知障碍的颅内疾病或严重活动受限；③ 终末期肝硬化伴门脉高压失代偿；④ 以前冠状动脉造影提示冠状动脉不适合进行血运重建治疗。

心脏介入医生和心脏外科医师应该在冠状动脉造影之前讨

论,确定相关技术环节和可能的风险与获益。对于高危和复杂病变,完成冠状动脉造影和血运重建术的操作者非常重要。治疗前必须认真权衡冠状动脉造影和血运重建治疗的潜在受益和风险。

4. 药物涂层支架在 NSTE-ACS 患者中的应用

目前还没有专门研究药物涂层支架(DES)应用于 NSTE-ACS 患者的安全性和有效性的临床试验发表。不同随机对照研究比较 DES 与金属裸支架(BMS)的治疗效果,证实 DES 能降低再狭窄和靶血管血运重建率,研究中 NSTE-ACS 患者的比例为 30%~50%。虽然不少研究证实许多因素能预测早期院内并发症或靶血管血运重建的发生率,但没有研究证实 NSTE-ACS 是预测因素。RESEARCH 注册研究亚组分析表明不稳定型心绞痛与稳定型心绞痛患者置入 DES 较 BMS 能同等程度降低靶血管血运重建率,DES 使 1 年临床靶病变血运重建率下降(OR:0.3,95%CI:0.13~0.71,$P=0.006$)。BASKET 研究中 301 例 NSTE-ACS 患者接受 DES,与接受 BMS 患者相比,不良心脏事件发生率明显下降。

从上述研究亚组分析结果可以得出 DES 在 NSTE-ACE 和稳定型心绞痛患者中具有同等疗效的结论,但由于 DES 置入后内皮愈合延迟和支架置入后对高度不稳定血栓状态的影响,置入 DES 后噻吩吡啶类药物最好使用 1 年。

5. ACC/AHA 对 NSTE-ACS 患者施行 PCI 或 CABG 的建议

施行 PCI 的建议

Ⅰ类

1. 对于没有严重合并症和冠状动脉病变,适于行 PCI 并且有相关高危特征的患者,建议行早期 PCI 策略(证据水平:A 或 B)。

2. 单支或双支病变伴或不伴前降支近端病变,无创检查提示有大量存活心肌且属于高危者,建议行 PCI 或 CABG 术(证据水平:B)。

3. 对于多支冠状动脉病变,冠状动脉解剖适宜,左室功能正常,无糖尿病的患者推荐行 PCI 或 CABG(证据水平:A)。

4. 建议 UA/NSTEMI 患者行 PCI 术时常规静脉应用 GPⅡb/Ⅲa 受体拮抗剂(证据水平:A)。

Ⅱa 类

1. 有静脉桥血管或多处病变的局限性、正在进行药物治疗并且不适合再次行 CABG 的患者,可以施行 PCI 术(证据水平:C)。

2. 单支或双支病变伴或不伴前降支近端严重狭窄,无创检查提示中等量存活心肌且伴有缺血的患者,可以施行 PCI 或 CABG 术(证据水平:B)。

3. 单支病变合并前降支近端严重病变,PCI 或 CABG 较药物治疗获益更大(证据水平:B)。

4. 严重左主干病变(>50%狭窄)的患者,适合血运重建但不适宜行 CABG 术,或造影时血流动力学不稳定的患者,可以施行 PCI(证据水平:B)。

Ⅱb 类

1. 对于单支或多支病变并接受药物治疗的患者和 1 处或多处病变需处理但成功的可能性较低的患者,没有 NSTE-ACS 相关的高危特征时,可以考虑施行 PCI(证据水平:B)。

2. 对于正在接受药物治疗的双支或三支病变患者,前降支近端有严重病变伴有糖尿病或左心功能异常,冠状动脉解剖适于行 PCI 术,可考虑 PCI 治疗(证据水平:B)。

Ⅲ类

1. 单支或双支病变,无前降支近端严重病变,无缺血症状或体征且无创检查没有显示心肌缺血的患者,不建议行 PCI(或 CABG)术(证据水平:C)。

2. 无高危因素的 UA/NSTEMI 患者，单支或多支病变，未经药物治疗，或伴以下1条以上者，不推荐行 PCI 术：

（1）仅小范围心肌存在危险（证据水平：C）。

（2）形态学提示成功率较低的病变和罪犯血管（证据水平：C）。

（3）有与围术期致残率或死亡率相关的高危风险（证据水平：C）。

（4）非严重病变（<50%狭窄）（证据水平：C）。

（5）严重左主干病变并适合行 CABG（证据水平：B）。

3. 不推荐对临床稳定的、罪犯血管持续阻塞的病变行 PCI 术（证据水平：B）。

施行 CABG 的建议

Ⅰ类

1. 严重（>50% 狭窄）左主干病变（证据水平：A）。

2. 对于有三支病变的患者，建议行 CABG；伴左室功能不全患者（左室射血分数<50%）的存活受益更大（证据水平：A）。

3. 对于双支病变伴前降支近端严重狭窄和左室功能异常（左室射血分数<50%）或无创检查提示缺血的患者，建议行 CABG（证据水平：A）。

4. 对于 PCI 效果不好或强化药物治疗仍有心肌缺血的患者，建议行 CABG（证据水平：B）。

5. 对于单支或双支病变伴或不伴前降支近端严重病变，无创检查提示存在大面积存活心肌且高危的患者推荐行 CABG（或 PCI）术（证据水平：B）。

6. 对于有多支病变、冠状动脉病变适宜行 CABG（或 PCI）、左室功能较好且无糖尿病的患者推荐行 CABG（或 PCI）术（证据水平：A）。

Ⅱa 类

1. 对于经过治疗的合并糖尿病的多支病变患者，可以使用乳内动脉行 CABG 术（证据水平：B）。

2. 对于经过治疗的合并糖尿病的多支病变患者，使用乳内动脉行 CABG 术获益大于 PCI 术（证据水平：B）。

3. 对于存在多处大隐静脉桥病变（尤其供应前降支的桥血管存在严重狭窄）的患者，可以再次行 CABG（证据水平：C）。

4. 有单支或双支病变伴或不伴前降支近端严重病变，无创检查提示存在中等面积存活心肌且缺血的患者行 CABG（或 PCI）（证据水平：B）。

5. 对于单支前降支近端严重病变，PCI 或 CABG 术较药物治疗获益更大（证据水平：B）。

6. 对于多支病变伴症状性心肌缺血者，可以行 CABG 术（或 PCI 支架术）（证据水平：B）。

Ⅱb 类

有单支或双支病变不伴前降支近端严重病变，有中等面积心肌缺血的患者，PCI 效果不好时，可以考虑行 CABG（如果无创检查显示有大面积存活心肌且高危，建议升为 Ⅰ 类）（证据水平：B）。

Ⅲ 类

有单支或双支病变不伴前降支近端严重病变，无缺血的症状或体征，或无创检查未找到心肌缺血证据的患者，不推荐行 CABG（或 PCI）术。

（四）NSTE-ACS 患者介入治疗的辅助药物治疗

1. 抗血小板治疗

阿司匹林和氯吡格雷的双联抗血小板治疗是 NSTE-ACS 患者 PCI 的标准术前治疗。（1）阿司匹林：1）术前已经接受长期阿司匹林治疗的患者应在 PCI 前服用 100～300 mg；2）以往未服用阿司匹林的患者应在 PCI 术前至少 2 h，最好 24 h 前给予 300 mg 口服；3）PCI 术后，对于无阿司匹林过敏或高出血风险的患者，口服 100～300 mg/d，置入 BMS 者至少服用 1 个月，置入雷帕霉素洗脱支架服用 3 个月，置入紫杉醇洗脱支架者服用6个月，之后改为100 mg/d长期服用；4）对于担心有出血风险者，可在支架术后的初始阶段给予75～100 mg/d的低剂量阿司匹林治疗。（2）氯吡格雷：1）PCI术前应当给予负荷剂量氯吡格雷，术前6 h或更早服用者，通常给予300 mg负荷剂量，急诊PCI或术前6 h以内服用者，为更快获得高水平的血小板抑制效果，可给予600 mg负荷剂量；2）置入DES的患者，如无高出血风险，PCI术后服用氯吡格雷75 mg/d至少12个月，接受BMS的患者，氯吡格雷75 mg/d至少1个月，最好12个月（如患者出血风险增高，最少应用2周）；3）对阿司匹林禁忌的患者，应在PCI术前至少6 h给予300 mg负荷剂量的氯吡格雷和（或）PCI时加用血小板糖蛋白Ⅱb/Ⅲa受体拮抗剂；4）置入DES的患者，可考虑将氯吡格雷服用时间延至1年以上。

2. 抗凝治疗

PCI开始前应用普通肝素预防冠状动脉内器械操作和斑块局部血栓形成，现在已是PCI的常规用药。（1）普通肝素：1）行PCI的患者应该使用普通肝素；2）PCI术前用过普通肝素者，PCI术中必要时追加普通肝素，并考虑是否应用血小板糖蛋白Ⅱb/Ⅲa受体拮抗剂；3）应用普通肝素剂量的建议：与血小板糖蛋白Ⅱb/Ⅲa受体拮抗剂合用者，围术期普通肝素剂量应为50～70 U/kg，使活化凝血时间（ACT）＞200 s，如未与血小板糖蛋白Ⅱb/Ⅲa受体拮抗剂合用，围术期普通肝素剂量应为60～100 U/kg，使ACT达到250～350 s（HemoTec法）或300～350 s（Hemochron法），当ACT降至150～180 s以下时，可拔除鞘管；4）对于行非复杂性PCI者，术后不要常规应用普通肝素；5）严重肾功能障碍患者（肌酐清除率＜30 ml/min）建议优先选用普通肝素。（2）低分子肝素：1）接受早期保守治疗者，建议使用低分子肝素；2）如PCI术前已用低分子肝素抗凝，建议在PCI术中继续使用低分子肝素：如PCI术前8～12 h接受过标准剂量依诺肝素皮下注射，应于PCI前静脉追加0.3 mg/kg的依诺肝素，如 PCI 术前 8 h 内接受过标准剂量依诺肝素皮下注射，无需追加依诺肝素，但应注意防止导管内血栓发生，必要时增加抗凝药的剂量；3）不推荐普通肝素与低分子肝素混用及不同低分子肝素之间交叉使用；4）因低分子肝素对 ACT 影响较小，故 PCI 术中使用低分子肝素者无需常规监测 ACT，术后亦不应将 ACT 作为拔除鞘管的依据，出血高危患者必要时可监测 Xa 因子活性；5）严重肾功能障碍患者（肌酐清除率＜30 ml/min）如需使用低分子肝素抗凝，其用量应减少 50%；6）术前使用磺达肝癸钠者，PCI 术中需补充普通肝素。

3. 血小板糖蛋白（GP）Ⅱb/Ⅲa 受体拮抗剂

一般而言，有急性血栓并发症的高危 NSTE-ACS 患者 PCI 时推荐静脉应用 GPⅡb/Ⅲa 受体拮抗剂（如阿昔单抗、替罗非班）。对于选择 PCI 作为处理策略的 NSTE-ACS 患者，如果肌钙蛋白阴性并且没有临床或冠状动脉造影高危特征，则不给予静脉内 GPⅡb/Ⅲa 受体拮抗剂。2007 年 ESC《经皮冠状动脉介入治疗指南》建议对于中到高危患者，尤其对于合并肌钙蛋白阳性、心电图 ST 段压低、有糖尿病的患者，推荐冠状动脉造影后立即静脉内给予 GPⅡb/Ⅲa 受体拮抗剂。

关于 NSTE-ACS 患者 PCI 时应用 GPⅡb/Ⅲa 受体拮抗剂的研究中，阿昔单抗是研究最多的药物，也是很多介入心脏病学家优先推荐的 GPⅡb/Ⅲa 受体拮抗剂。TARGET 研究结果进一步巩固了阿昔单抗在 NSTE-ACS 治疗中的地位。该研究直接比较阿昔单抗和替罗非班对 NSTE-ACS 的疗效，其中 2/3 为 NSTE-ACS 患者，证实阿昔单抗组 30 天主要终点事件（死亡、非致死性心肌梗死和紧急血运重建）发生率明显下降，但是 6 个月和 1 年时两组终点事件发生率无显著差异。

ISAR-REACT-2 研究中 2022 例高危 NSTE-ACS 患者随机给予阿昔单抗或安慰剂，所有患者 PCI 前给予负荷量氯吡格雷 600 mg。阿昔单抗组 30 天原发终点事件（死亡、心肌梗死或急诊 TVR) 发生率明显下降 (8.9% vs. 11.9%, $P=0.03$)，主要由于死亡和心肌梗死发生率下降所致；肌钙蛋白阳性的患者原发终点事件发生率明显下降 (13.1% vs. 18.3%, $P=0.02$)，肌钙蛋白阴性的患者是否给予阿昔单抗对临床后果并无影响。随访 1 年后阿昔单抗组死亡、心肌梗死、TVR 联合发生率下降 (23.3% vs. 28.9%, $P=0.012$)，死亡或心肌梗死发生率下降 (11.6% vs. 15.3%, $P=0.015$)。

四、出院后治疗

UA/NSTEMI 的急性期通常为 2 个月。在此期间演变为心肌梗死或再次发生心肌梗死或死亡的危险性最高。急性期后 1～3 个月，多数患者的临床过程与慢性稳定型心绞痛者相同，可按慢性稳定型心绞痛相关指南进行危险分层和治疗。

多数患者出院后应当继续坚持住院期间的抗缺血治疗。抗血小板和抗凝治疗必须适应门诊用药特点。出院后药物治疗的目的在于改善预后，应坚持服用阿司匹林、β 受体阻滞剂、调脂药物（特别是他汀类药物）。对于心功能受损的患者应长期服用 ACEI（特别对 LVEF<40%的患者）。还可以选择硝酸酯类、β 受体阻滞剂和钙通道阻滞剂控制心肌缺血症状。还要改善生活方式，控制危险因素（如吸烟、高脂血症、高血压和糖尿病等）。当然，选择药物治疗方案应当根据患者的具体需要而个体化决定，依据住院期间的检查结果和事件、冠心病危险因素、对药物的耐受性或近期是否会接受手术操作等来选择。所谓的 ABCDE 方案（A：阿司匹林，ACEI，血管紧张素 II 受体拮抗剂和抗心绞痛；B：β 受体阻滞剂和控制血压；C：降低胆固醇和戒烟；D：合理膳食和控制糖尿病；E：给予患者健康教育和指导适当的运动）对于治疗很有帮助。急性期未行 PCI 或 CABG 的 ACS 患者，出院后经药物治疗，UA 仍反复发作，或药物治疗后仍有严重慢性稳定型心绞痛，并适宜进行血管重建时，应

行冠状动脉造影检查。一般主要在下列情况时进行冠状动脉造影：① 心绞痛症状明显加重，包括 UA 复发；② 高危表现，即 ST 段下移≥2 mm，负荷试验时收缩压下降≥10 mmHg；③ 出现与缺血有关的充血性心力衰竭；④ 轻微劳力即诱发心绞痛（因心绞痛不能完成 Bruce 方案 2 级）；⑤ 心脏性猝死复苏存活者。

五、特殊人群

（一）女性

由于女性患者动脉直径小、体型小和多合并其他疾病，故女性 PCI 或 CABG 受益不如男性。多项研究显示男性与女性冠状动脉造影成功率和后期临床后果类似，但也有研究显示女性早期并发症更多。

关于女性 NSTE-ACS 患者早期介入治疗的有效性和安全性的研究结果并不一致。FRISC-II 试验和 RITA-3 研究显示女性并不能从有创评估中获益。而 TACTICS-TIMI 18 试验中男性和女性患者的死亡、心肌梗死或再住院率均下降。而且，一项观察性研究报道女性 UA/NSTEMI 患者采用早期介入治疗的临床疗效优于男性患者。荟萃分析有关 NSTE-ACS 的随机试验（TIMI-IIIB、MAHE、VANQWISH、FRISC-II、TACTICS-TIMI 18、VINO、RITA-3、ICTUS），女性 3075 例，男性 7075 例。早期介入治疗女性联合终点事件（死亡、心肌梗死、ACS）发生率下降（21.1% $vs.$ 25%）；心脏损伤生化标志物阳性的女性患者联合终点事件发生率下降 33%（OR：0.67，95%CI：0.50~0.88）；心脏损伤生化标志物阴性的女性患者联合终点事件无明显下降（OR：0.94，95%CI：0.61~1.44），且死亡或心肌梗死的发生率增加 35%（OR：1.35，95%CI：0.78~2.35，$P=0.08$）。对于男性患者，无论心脏损伤生化标志物是否为阳性，早期介入治疗组联合终点事件均明显下降。

最近 Swahn 分析 OASIS 试验中女性亚组，显示常规介入治疗和选择性介入治疗 2 年原发终点事件（死亡、心肌梗死、脑卒中）发生率（21.0% vs. 15.4%）、死亡或心肌梗死发生率（18.8% vs. 14.3%）无显著性差异，并且早期介入治疗组 1 年死亡率和严重出血事件增加。荟萃分析随机研究中 2692 例女性 NSTE-ACS 患者表明，常规介入治疗与选择性保守治疗心肌梗死发生率无差异，而常规介入治疗组死亡率增加。

因此，NSTE-ACS 且有高危特征（包括心脏损伤生化标志物升高）的女性患者，可以从早期介入和辅助应用 GPⅡb/Ⅲa 受体拮抗剂的介入治疗策略中获益，而低危女性患者采用直接有创治疗策略可能导致不良事件风险增加。未来还需要更多的研究来进一步寻找女性患者的最佳治疗策略。

（二）糖尿病

糖尿病患者多伴有冠状动脉以外的广泛性血管性病变、高血压病、左室肥厚、心肌病和充血性心力衰竭。冠状动脉造影显示 NSTE-ACS 患者合并糖尿病时多有溃疡性斑块和冠状动脉内血栓，提示存在高危不稳定状态。

临床试验中糖尿病亚组结果证实 NSTE-ACS 合并糖尿病患者早期介入治疗较早期保守治疗可进一步改善预后。TACTICS TIMI 18 研究共纳入 613 例糖尿病患者，糖尿病患者早期介入治疗较保守治疗死亡、心肌梗死或因 ACS 住院发生的相对危险度下降 27%，绝对危险度下降 7.6%。

AWSOME 研究对顽固性心绞痛合并糖尿病且属于 CABG 高危的患者给予 PCI 或 CABG 治疗，随机接受 PCI 或 CABG 的患者 3 年死亡率分别为 72% 和 81%，患者自愿选择 PCI 或 CABG 时 3 年死亡率分别为 85% 和 89%，内科医生指导选择 PCI 或 CABG 的患者 3 年死亡率分别为 73% 和 71%，均无显著性差异。新英格兰北部注册研究比较 PCI 与 CABG 的长期存活率，平均随访 3.6 年，对于糖尿病合并三支病变患者的长期生存率，CABG 明显优于 PCI（OR：066，95%CI：0.48～0.91），而对于糖尿病合并双支病变患者长期生存率，CABG 并不优于 PCI（OR：095，95%CI：0.77~1.10）。因此，ACS 患者合并糖尿病时选择 PCI 还是 CABG 要根据冠状动脉形态、左室功能、年龄和合并症等因素综合决定。

静脉应用 GPⅡb/Ⅲa 受体拮抗剂和支架可明显改善糖尿病患者 PCI 的预后。荟萃分析早期临床试验证实阿昔单抗明显改善糖尿病患者接受 PCI 的预后。荟萃分析 6 个关于大规模 GPⅡb/Ⅲa 受体拮抗剂的临床试验，其中 ACS 合并糖尿病患者 6458 例，接受 PCI 的患者静脉给予阿昔单抗后死亡率下降 70%（1.2% vs. 4.0%，$P=0.002$）。

糖尿病见于 1/5 的 NSTE-ACS 患者，支架和阿昔单抗的联合应用，提高了糖尿病患者 PCI 的疗效，但还需要积累更多的资料（包括 DES）。与 PCI 比较，CABG 尤其是使用乳内动脉桥能更完全地重建血运，重复血运重建的几率减少。

（三）老年患者

荟萃分析几个 PCI 试验（FRISC-Ⅱ、TACTICS、RITA-3、VINO、MATE）显示，老年患者应用介入治疗策略的大部分受益来自 1999 年以后发表的心脏生化标志物阳性患者应用现代治疗策略的试验。与年轻患者比较，老年患者从早期介入治疗中绝对获益大，但出血增加。CRUSADE 注册研究共纳入 17 926 例 NSTE-ACS 患者，8037 例给予早期介入治疗（48 h 内），早期介入组院内死亡率下降（2.5% vs. 3.7%，$P<0.001$）；亚组分析老年患者（年龄≥75 岁）和肌钙蛋白阴性患者早期 PCI 获益并不明显。

1999—2006 年 GRACE 研究共入选 18 466 例 NSTE-ACS 患者（其中年龄 70~80 岁者占 27%，>80 岁者占 16%），多因素回归分析表明血运重建治疗减少所有年龄段患者原发终点事件，表明血运重建治疗改善所有患者预后，且与患者年龄不相关。

一项对社区人群的观察分析显示，介入治疗策略对于老年亚组（≥75 岁）患者并没有住院存活的早期获益，提示应谨慎地将试验结果同样应用于老年患者。

虽然老年患者介入治疗的结果可能不如年轻患者，但老年患者的预后危险因素与年轻患者同样有意义。老年患者决定介入治疗，还必须考虑到一般内科及神志情况、出血风险和介入治疗的其他风险、预期寿命和患者或家属的意愿。由于既往研究很少纳入年龄＞80 岁的患者，以及大部分研究排除具有合并症的老年患者，因此还需要进一步研究极高龄和极高危的老年 NSTE-ACS 患者进行 PCI 的安全性和临床获益。

六、总结

总之，NSTE-ACS 患者治疗应建立在抗心肌缺血、抗血小板、抗凝治疗的基础上。患者危险评估和分层对于决定患者治疗策略尤其重要，根据临床表现、年龄、心电图变化、心肌生化标志物和临床病程等因素综合分析，对危险分层为高危的患者推荐给予早期介入治疗。

NSTE-ACS 患者血运重建选择 CABG 还是 PCI 很大程度上取决于冠状动脉造影结果。NSTE-ACS 患者进行 PCI 时推荐给予阿司匹林、氯吡格雷、肝素或 GPⅡb/Ⅲa 受体拮抗剂。低危患者血运重建后长期存活获益的机会很小，应进行负荷试验，根据负荷试验决定是否进一步进行冠状动脉造影和血运重建治疗。不愿承担手术短期风险的患者应首选药物治疗；愿意承担血运重建治疗风险和想改善心脏功能状态或减轻症状者，可以考虑施行早期血运重建治疗。

（乔树宾　刘圣文）

参考文献

1. Anderson JL, Adams CD, Antman EM, et al. ACC/AHA 2007 guide-

lines for the management of patients with unstable angina/non-ST-elevationmyocardial infarction. A report of the American College of Cardiology/American Heart Association Task Force on Practice Guidelines. J Am Coll Cardiol, 2007, 50: e1-e157.
2. Task Force for Diagnosis and Treatment of Non-ST-Segment Elevation Acute Coronary Syndromes of European Society of Cardiology. Guidelines for the diagnosis and treatment of non-ST-segment elevation acute coronary syndromes. Eur Heart J, 2007, 28: 1598-1660.
3. 中华医学会心血管病学分会，中华心血管病杂志编辑委员会. 经皮冠状动脉介入治疗指南（2009）. 中华心血管病杂志, 2009, 37, 4-25.
4. Simoons ML, GUSTO Ⅳ-ACS Investigators. Effect of glycoprotein Ⅱ b/Ⅲ a receptor blocker abciximab on outcome in patients with acute coronary syndromes without early coronary revascularization: the GUSTO Ⅳ-ACS randomized trial. Lancet, 2001, 357: 1915-1924.
5. Eagle KA, Lim MJ, Dabbous OH, et al. A validated prediction model for all forms of acute coronary syndrome: estimating the risk of 6-month postdischarge death in an international registry. JAMA, 2004, 291: 2727-2733.
6. The TIMI Ⅲ B Investigators. Effects of tissue plasminogen activator and a comparison of early invasive and conservative strategies in unstable angina and non-Q-wave myocardial infarction: results of the TIMI ⅢB Trial. Thrombolysis in Myocardial Ischemia. Circulation, 1994, 89: 1545-1556.
7. Boden WE, O'Rourke RA, Crawford MH, et al. Outcomes in patients with acute non-Q-wave myocardial infarction randomly assigned to an invasive as compared with a conservative management strategy. Veterans Affairs Non-Q-Wave Infarction Strategies in Hospital (VANQWISH) Trial Investigators. N Engl J Med, 1998, 338: 1785-1792.
8. McCullough PA, O'Neill WW, Graham M, et al. A prospective randomized trial of triage angiography in acute coronary syndromes ineligible for thrombolytic therapy. Results of the medicine versus angiography in thrombolytic exclusion (MATE) trial. J Am Coll Cardiol, 1998, 32: 596-605.
9. FRagmin and Fast Revascularization during Instability in Coronary artery

disease Investigators. Invasive compared with non-invasive treatment in unstable coronary-artery disease: FRISC II prospective randomized multicentre study. Lancet, 1999, 354: 708-715.
10. Cannon CP, Weintraub WS, Demopoulos LA, et al. Comparison of early invasive and conservative strategies in patients with unstable coronary syndromes treated with the glycoprotein II b/III a inhibitor tirofiban. N Engl J Med, 2001, 344: 1879-1887.
11. Spacek R, Widimsky P, Straka Z, et al. Value of first day angiography/angioplasty in evolving non-ST segment elevation myocardial infarction: an open multicenter randomized trial. The VINO Study. Eur Heart J, 2002, 23: 230-238.
12. Poole-Wilson PA, Henderson RA, et al. Interventional versus conservative treatment for patients with unstable angina or non-ST-elevation myocardial infarction: the British Heart Foundation RITA 3 randomized trial. Randomized Intervention Trial of unstable Angina. Lancet, 2002, 360: 743-751.
13. de Winter RJ, Windhausen F, Cornel JH, et al. Early invasive versus selectively invasive management for acute coronary syndromes. N Engl J Med, 2005, 353: 1095-1104.
14. 5 Fox KA, Poole-Wilson P, Clayton TC, et al. 5-year outcome of an interventional strategy in non-ST-elevation acute coronary syndrome: the British Heart Foundation RITA 3 randomized trial. Lancet, 2005, 366: 914-920.
15. Hirsch A, Windhausen F, Tijssen JG, et al. Invasive versus Conservative Treatment in Unstable coronary Syndromes (ICTUS) investigators. Long-term outcome after an early invasive versus selective invasive treatment strategy in patients with non-ST-elevation acute coronary syndrome and elevated cardiac troponin T (the ICTUS trial): a follow-up study. Lancet, 2007, 369: 827-835.
16. Hirsch A, Windhausen F, Tijssen JG, et al. Diverging associations of an intended early invasive strategy compared with actual revascularization, and outcome in patients with non-ST-segment elevation acute coro-

nary syndrome: the problem of treatment selection bias. Eur Heart J, 2009, 30: 645-654.
17. Mehta SR, Cannon CP, Fox KA, et al. Routine vs selective invasive strategies in patients with acute coronary syndromes: a collaborative meta-analysis of randomized trials. JAMA, 2005, 293: 2908-2917.
18. Biondi-Zoccai GG, Abbate A, Agostoni P, et al. Long-term benefits of an early invasive management in acute coronary syndromes depend on intracoronary stenting and aggressive antiplatelet treatment: a metaregression. Am Heart J, 2005, 149: 504-511.
19. Bavry AA, Kumbhani DJ, Rassi AN, et al. Benefit of early invasive therapy in acute coronary syndromes a meta-analysis of contemporary randomized clinical trials. J Am Coll Cardiol, 2006, 48: 1319-1325.
20. Ryan JW, Peterson ED, Chen AY, et al. Optimal Timing of Intervention in Non-ST-Segment Elevation Acute Coronary Syndromes Insights From the CRUSADE (Can Rapid risk stratification of Unstable angina patients Suppress ADverse outcomes with Early implementation of the ACC/AHA guidelines) Registry. Circulation, 2005, 112: 3049-3057.
21. Neumann FJ, Kastrati A, Pogatsa-Murray G, et al. Evaluation of prolonged antithrombotic pretreatment ("cooling-off" strategy) before intervention in patients with unstable coronary syndromes: a randomized controlled trial. JAMA, 2003, 290: 1593-1599.
22. Bhatt DL, Roe MT, Peterson ED, et al. Utilization of early invasive management strategies for high-risk patients with non-ST-segment elevation acute coronary syndromes: results from the CRUSADE Quality Improvement Initiative. JAMA, 2004, 292: 2096-2104.
23. TIMACS Investigators. Early versus delayed invasive intervention in acute coronary syndromes. N Engl J Med, 2009, 360: 2165-2175.
24. Goyal A, Samaha FF, Boden WE, et al. Stress test criteria used in the conservative arm of the FRISC-II trial underdetects surgical coronary artery disease when applied to patients in the VANQWISH trial. J Am Coll Cardiol, 2002, 39: 1601-1707.
25. Lemos PA, Serruys PW, van Domburg RT, et al. Unrestricted Utiliza-

tion of Sirolimus-Eluting Stents Compared With Conventional Bare Stent Implantation in the "Real World": The Rapamycin-Eluting Stent Evaluated At Rotterdam Cardiology Hospital (RESEARCH) Registry Circulation, 2004, 109: 190-195.
26. Kaiser C, Brunner-La Rocca HP, Buser PT, et al. Incremental cost-effectiveness of drug-eluting stents compared with a third-generation bare-metal stent in a real-world setting: randomized Basel Stent Kosten Effektivitäts Trial (BASKET). Lancet, 2005, 366: 921-929.
27. Moliterno DJ, Yakubov SJ, DiBattiste PM, et al, for TARGET investigators. Outcomes at 6 months for the direct comparison of tirofiban and abciximab during percutaneous coronary revascularization with stent placement: the TARGET follow-up study. Lancet, 2002, 360: 355-360.
28. Kastrati A, Mehilli J, Neumann FJ, et al. Abciximab in patients with acute coronary syndromes undergoing percutaneous coronary intervention after clopidogrel pretreatment: the ISAR-REACT 2 randomized trial. JAMA, 2006, 295: 1531-1538.
29. Ndrepepa G, Kastrati A, Mehilli J, et al. One-year clinical outcomes with abciximab vs. placebo in patients with non-ST-segment elevation acute coronary syndromes undergoing percutaneous coronary intervention after pre-treatment with clopidogrel: results of the ISAR-REACT 2 randomized trial. Eur Heart J, 2008, 29: 455-461.
30. Mueller C, Neumann FJ, Roskamm H, et al. Women do have an improved long-term outcome after non-ST-elevation acute coronary syndromes treated very early and predominantly with percutaneous coronary intervention: a prospective study in 1,450 consecutive patients. J Am Coll Cardiol, 2002, 40: 245-250.
31. O'Donoghue M, Boden WE, Braunwald E, et al. Early invasive vs conservative treatment strategies in women and men with unstable angina and non-ST-segment elevation myocardial infarction: a meta-analysis. JAMA, 2008, 300: 71-80.
32. Swahn E, Alfredsson J, Afzal R, et al. Early invasive compared with a selective invasive strategy in women with non-ST-elevation acute coro-

nary syndromes: a substudy of the OASIS 5 trial and a meta-analysis of previous randomized trials. doi: 10.1093/eurheartj/ehp009.
33. Sedlis SP, Morrison DA, Lorin JD, et al. Percutaneous coronary intervention versus coronary bypass graft surgery for diabetic patients with unstable angina and risk factors for adverse outcomes with bypass: outcome of diabetic patients in the AWESOME randomized trial and registry. J Am Coll Cardiol, 2002, 40: 1555-1566.
34. Malenka DJ, Leavitt BJ, Hearne MJ, et al. Comparing long-term survival of patients with multivessel coronary disease after CABG or PCI: analysis of BARI-like patients in northern New England. Circulation, 2005, 112 (9 Suppl): I371-I376.
35. Bhatt DL, Marso SP, Lincoff AM et al. Abciximab reduces mortality in diabetics following percutaneous coronary intervention. J Am Coll Cardiol, 2000, 35: 922-928.
36. Devlin G, Gore JM, Elliott J, et al. for GRACE Investigators. Management and 6-month outcomes in elderly and very elderly patients with high-risk non-ST-elevation acute coronary syndromes: The Global Registry of Acute Coronary Events. Eur Heart J, 2008, 29: 1275-1282.

第四章　急性 ST 段抬高型心肌梗死的直接 PCI 实践

要点：

- 所有 STEMI 发病 12 小时内，进门-球囊扩张（door-to-balloon，D-to-B）时间 90 分钟以内，具备有经验的术者和团队，为 ST 段抬高型心肌梗死患者直接 PCI 推荐指征。
- 对于 STEMI 患者直接 PCI 是最有效降低死亡率的治疗手段。但是尽可能缩短 D-to-B 时间是关键。
- 越危重的患者（如心源性休克）从直接 PCI 获益越显著，但年龄＞75 岁、发病时间＞12 小时以及伴随疾病多，其风险也随之显著增加，应权衡利弊。
- 对于 STEMI 患者，无论是否富含血栓，先抽吸血栓再行 PCI 能够明显改善心肌灌注并降低死亡率。尤其是冠状动脉造影提示"罪犯病变"富含血栓者，一定先用血栓抽吸导管抽栓再行球囊扩张和（或）支架置入。
- 除非有禁忌证，建议所有心肌梗死后、急性冠状动脉综合征、伴有或不伴心力衰竭症状的左室收缩功能不全的患者无限期地使用 β 受体阻滞剂。

急性 ST 段抬高型心肌梗死（STEMI）发病是由于斑块破裂，继之血栓形成，血管急性闭塞而引起的，而血管闭塞以后心肌坏死有一个从心外膜向心内膜进展的过程，通常需 6 小时以上方发生全层透壁性坏死。动物实验及临床研究均已证明，如果在该时间窗口内使闭塞冠状动脉再通，可明显缩小心肌梗死面积，并改善心功能。

20世纪80代以来，急性心肌梗死（AMI）治疗进入了再灌注治疗的年代，AMI的治疗最主要的是及早开通梗死相关冠状动脉，实现心肌的再灌注，真正体现"时间就是心肌"、"时间就是生命"的理念。开通梗死相关血管、实现彻底和有效再灌注的指标包括早期恢复血流、完全的心外膜血流、完全的心肌微循环血流、血流的持续恢复。开辟AMI患者的"绿色通道"，开设"胸痛门诊"或"胸痛专用通道"，培养公民的健康意识，知晓"胸痛——心绞痛和心肌梗死的征象"而及时到达有条件和能力进行有效救治的医疗单位就医至关重要，有利于有效地实施院前急救；同时，入院后各个环节的正确处理及出院后的继续干预与治疗，对降低病死率、改善远期预后是非常重要的。

再灌注治疗的方式主要包括溶栓疗法、介入治疗和冠状动脉旁路移植术（CABG），但在AMI早期极少采用CABG。本文主要讨论STEMI的直接PCI治疗。

循证医学证据表明，直接PCI能有效降低STEMI总体死亡率。但总体死亡率降低的获益仍取决于以下因素的影响：患者发病时间、梗死部位及心功能状况所构成的总体危险度，患者年龄及合并疾病情况，患者用药情况，医生经验及导管室人员熟练配合程度以及D-to-B时间（≤90分钟）。所以，合理、有效地使用PCI手段是STEMI再灌注治疗的关键。关于STEMI患者直接PCI推荐指征见表4-1。

表 4-1 STEMI 患者直接 PCI 推荐指征

指征	推荐类别	证据水平	证据来源
所有 STEMI 发病 12 小时内，D-to-B 时间 90 分钟以内，能由有经验的术者和团队操作者	I	A	PAMI, GUSTO Ⅱ b, PRAGUE-1, PRAGUE-2, DANAMI-2
溶栓禁忌证患者	I	C	
发病＞3 小时的患者更倾向首选 PCI	I	C	
心源性休克，年龄＜75 岁，MI 发病＜36 小时，休克＜18 小时	I	B	SHOCK
有选择的年龄＞75 岁心源性休克，MI 发病＜36 小时，休克＜18 小时，权衡利弊后可考虑 PCI	Ⅱa	B	Dauerman 等
发病 12～24 小时，仍有缺血证据，或有心功能障碍或血流动力学不稳定或严重心律失常	Ⅱa	C	
患者血流动力学稳定时，不推荐直接 PCI 干预非梗死相关动脉	Ⅲ	C	
发病＞12 小时无症状，血流动力学和心电稳定患者不推荐直接 PCI	Ⅲ	C	
常规支架置入	I	A	Suryapranata, PAMISTENT, Stone 等

一、直接 PCI 术前处理

（一）诊断程序：应在 10 分钟内完成病史采集、体检和 12 导联心电图（ECG）描记，若有适应证，应在接诊 30 分钟内开始溶栓治疗或 90 分钟内开始直接 PCI 治疗。应常规行心肌肌钙蛋白、心肌酶谱等实验室检查，但不应因之延误再灌注治疗的进行。疑有主动脉夹层的患者，应行床旁X线、经胸或经食管超声、胸部CT和MRI等检查明确诊断。

（二）体表心电图预测梗死相关动脉的应用价值：体表心电图不仅可以指导急诊PCI，还可以对患者进行危险分层。现在将体表心电图改变对梗死相关动脉的定位价值作简明阐述。

1. 左主干（LM）闭塞

左主干闭塞时体表心电图的判断标准为：(1) aVR 导联的 ST 段抬高，Ⅰ、Ⅱ、$V_4 \sim V_6$ 导联 ST 段压低；(2) aVR 导联和 V_1 导联的 ST 段均抬高且 aVR 导联 ST 段抬高更明显。

2. 左前降支（LAD）闭塞

前降支闭塞时体表心电图表现为胸前导联ST段的抬高，伴或不伴下壁导联的抬高。导联抬高程度最大者为 V_2、V_3 导联。ST 段抬高≥1mm 最常见于 V_2 导联，敏感性为 91%～99%，其次为 V_3、V_4、V_5、aVL、V_1、V_6 导联。如果把第一对角支之前（包括第一对角支）作为左前降支近段，把第一对角支以远作为左前降支中远段，那么其体表心电图分别表现如下：

（1）左前降支近段：如果梗死位于第一间隔支水平，有以下4种心电图异常表现：① 室间隔底部缺血导致的 aVR 导联 ST 段抬高（敏感性 43%，特异性 95%）；② 在室间隔向量掩盖下 V_5 导联原有 q 波消失（敏感性 43%，特异性 95%）；③ 前间隔透壁性缺血导致的对应性 V_5 导联的 ST 段下降（敏感性 17%，特异性 98%）；④ 间隔支缺血影响传导系统血供致新发右束支传导阻滞（敏感性 14%，特异性 100%）。第一对角支受累时：aVL 导联异常 Q 波或 aVL、V_2 导联的 ST 段抬高，同时Ⅲ、aVF 或 V_4、V_5 导联的 ST 段下降（敏感性 83%，特异性 66%）。但是需要说明的是，有时第二对角支受累会导致同样的心电图改变。由于 aVL 导联对应着左室游离壁的基底部，其由第一对角支和第一钝缘支供血，所以有时需与钝缘支闭塞相鉴别：Ⅰ和 aVL 导联 ST 段抬高的同时 V_2 导联 ST 段下移，提示可能为第一钝缘支闭塞。前壁心肌梗死时 ST 段抬高累及 I、aVL 导联时，常合并下壁导联 ST 段下移，提示梗死面积较大。

(2) 左前降支中、远段：前降支中远段闭塞时心电图的判断标准为：① 右胸导联（$V_1 \sim V_3$）ST 段抬高的同时下壁导联的 ST 段也抬高；② $V_4 \sim V_6$ 导联出现新的病理性 Q 波或 QS 波；③ V_2 导联 R 波振幅增高；④ 前壁导联抬高的同时 aVL 导联出现 ST 段压低。

3. 左回旋支病变（LCX）闭塞

左回旋支闭塞的心电图判断标准：(1) I 导联 ST 段抬高；(2) II 导联的 ST 段抬高大于 III 导联的 ST 段抬高；(3) aVR 导联的 ST 段压低＞1.0 mm；(4) aVR 导联 S/R≤1/3 且其 ST 段压低小于 1 mm。

4. 右冠状动脉（RCA）闭塞

心电图表现为 II、III、aVF 导联的 ST 段抬高，III 导联 ST 段抬高的程度要大于 II 导联。如同时伴有 I 和 aVL 导联的 ST 段下移，则 aVL 导联的 ST 段压低程度大于 I 导联。如果将锐缘支以近定为右冠状动脉近段，以远定义为中远段，则其心电图表现分别为：

(1) 右冠状动脉近段：当体表心电图有以下表现时考虑右冠状动脉近段闭塞：① V_{4R} 的 ST 段抬高；② 下壁导联抬高的同时 V_1 导联 ST 段抬高；③ aVL 导联的 ST 段压低＞1 mm；④ ST 段下降的程度 V_3/III 比例＜0.5。

(2) 右冠状动脉中远段：对于中远段的判断则为间接标准，即患者未有以上右冠状动脉近段的心电图表现者，则考虑为右冠状动脉中远段闭塞，也可根据上面提到的 0.5＜ST 段下降的程度 V_3/III 比例≤1.2 时，考虑为中远段。

(三) 危险分层：目前针对急性心肌梗死的危险分层体系包括 TIMI，PRIDICT，GUSTO，CCP，Zwolle，PAMI 和 CADILLAC 等。其中 TIMI 危险评分计算简便，易于推广，具有临床实际应用价值。现对该危险分层体系作简单介绍。

TIMI 危险评分中有 8 个重要预测性的临床变量及相应的评分值，分别为：① 年龄 65~74 岁/≥75 岁（2/3 分）；② 收缩压＜100 mmHg（3 分）；③ 心率＞100 次/分（2 分）；④ 心功能（Killip 分级）Ⅱ~Ⅳ级（2 分）；⑤ 前壁 ST 段抬高（1 分）；⑥ 糖尿病、高血压或心绞痛病史（1 分）；⑦ 性别：女性（1 分）；⑧ 发病至再灌注时间＞4 小时（1 分）。评分值范围为 0~14 分，累计患者入院时的评分值，将患者分成不同的危险层次。TIMI 评分值 0~2 分为低危，3~4 分为中危，达到 5~7 分为高危。

（四）一般治疗和药物治疗

1. 吸氧：低氧血症的患者（SaO_2＜90%）应吸氧。也可给发病 6 小时内的所有 STEMI 患者吸氧。发病超过 6 小时、有低氧血症或肺淤血的患者应继续吸氧，无低氧血症和肺淤血的患者吸氧的益处未得到证实。有严重阻塞性肺病的患者慎用高流量吸氧。

2. 硝酸甘油：有持续缺血症状、高血压、左心衰竭或肺水肿的患者在连续 3 次服用硝酸甘油无效后（每次 0.4 mg，间隔 5 分钟一次），应考虑静脉使用硝酸甘油，发病 48 小时后可继续静脉、口服或局部敷用硝酸酯类药物，但不能影响 β 受体阻滞剂和 ACEI 的使用。下列情况不应使用硝酸酯类药物：① 收缩压低于 90 mmHg 或较基础血压降低 30 mmHg 以上；② 存在严重心动过缓（＜50 次/分）或心动过速（＞100 次/分）；③ 疑有右室梗死；④ 最近 24 小时内因勃起功能障碍用过磷酸二酯酶抑制剂。

3. 镇痛：吗啡 2~4 mg 缓慢静推，间隔 5~15 分钟后可增加 2~8 mg 重复静推。

4. 抗血小板治疗：若无禁忌证，所有 STEMI 患者均应每日服用阿司匹林，首剂 162~325 mg，维持量 75~162 mg/d；如有禁忌证，应改用氯吡格雷，首剂 300 mg，维持量 75 mg/d。接受心导管检查或介入治疗者，在应用阿司匹林基础上，需加用氯吡格雷，置入裸支架者至少应用1个月，置入西罗莫司（sirolimus）涂层支架者应用3个月，置入紫杉醇（paclitaxel）涂层支架者应用6个月，出血危险低者可应用12个月。直接PCI前（置入或不置入支架）可应用阿昔单抗，直接PCI前是否应用替罗非班（tirofiban）或依替非巴肽（eptifibatide）尚有争议。

5. 抗凝治疗：接受溶栓再灌注治疗的患者至少抗凝治疗48小时[Ⅰ（推荐类别），C（证据水平）]，并最好在住院期间进行，总计8天。如果抗凝治疗48小时以上，推荐用除普通肝素以外的治疗，因为普通肝素有引起肝素诱导的血小板减少的风险（Ⅰ，A）。已确定疗效的抗凝治疗包括：(1) 普通肝素，开始静脉推注60 U/kg，最大剂量4000 U/h，随后静脉滴注12 U/(kg·h)，最大剂量1000 U/h，将活化的部分凝血活酶时间调整至1.5~2.0倍正常值（约为50~70 s）（Ⅰ，C）。(2) 依诺肝素（要求男性肌酐<2.5 mg/dl，女性肌酐<2.0 mg/dl），对于<75岁的患者初始剂量30 mg静脉推注，15分钟后皮下注射1.0 mg/(kg·12 h)，对于>75岁的患者无需静脉注射，皮下注射的剂量减至0.75 mg/(kg·12 h)。无论多大年龄，若治疗期间肌酐清除率<30 ml/min，皮下注射的剂量为1.0 mg/(kg·24 h)。住院期间应维持依诺肝素的治疗，总计8天（Ⅰ，A）。(3) 戊糖（要求血肌酐<3.0 mg/dl），起始剂量2.5 mg静脉应用，随后皮下注射2.5 mg/d，住院期间应维持治疗，总计8天（Ⅰ，B）。对于接受抗凝治疗后行PCI术的患者，应遵循以下建议：① 先前用普通肝素治疗的患者，需另外静脉注射普通肝素以支持操作，注意是否已应用GPⅡb/Ⅲa受体拮抗剂（Ⅰ，C）、比伐卢定（Ⅰ，C）。② 先前用依诺肝素治疗的患者，若前8小时内已接受过皮下注射，无需另外使用依诺肝素；如果皮下注射在8~12小时之前，则应静脉注射依诺肝素0.3 mg/kg（Ⅰ，B）。③ 先前用戊糖治疗的患者，应另外静脉使用有抗Ⅱa活性的抗凝药物，注意是否已应用GPⅡb/Ⅲa受体拮抗剂（Ⅰ，C）。2007年ACC/AHA/SCAI《经

皮冠状动脉介入治疗指南》建议，由于有发生导管内血栓的风险，不应单独使用戊糖抗凝支持 PCI 操作（Ⅲ，C）。

二、直接 PCI 术

（一）急性心肌梗死直接 PCI 的循证医学证据

对所有发病 12 小时内的 STEMI 患者采用介入方法直接开通梗死相关血管（lRA）称为直接 PCI。直接 PCI 作为冠状动脉再通的手段，其目的在于挽救缺血心肌。1983 年 Hartzler 等首先报道了针对 AMI 的直接 PCI，此后一系列报道证实 AMI 的直接 PCI 有效、可行，其成功率可达 88%～95%。与溶栓治疗相比，直接 PCI 再通率高，残余狭窄轻，左室射血分数较高，更明显地降低病死率，减少再梗死发生率，并减少出血并发症。Keeley 等对共计入选 7739 例患者的 23 个单中心和多中心的直接 PCI 与溶栓治疗的随机对照临床试验进行了汇总分析，结果显示，直接 PCI 患者 30 天病死率（7.0%）显著低于溶栓治疗患者的病死率（9.0%，$P=0.0002$），非致死性再梗死发生率在直接 PCI 组（2.2%）明显低于溶栓组（7.0%，$P<0.0001$）；直接 PCI 明显减少卒中的总发生率（1.0% vs. 2.0%，$P=0.0004$）及出血性卒中的发生率（0 vs. 1.0%，$P<0.0001$）。该汇总分析结果表明，如果直接 PCI 的成功率能达到这些临床试验所达到的高水平，对 AMI 患者直接 PCI 的效果优于溶栓治疗。直接 PCI 可明显降低 AMI 并发心源性休克的病死率。AMI 并发心源性休克时内科治疗的病死率高达 80%～90%，静脉溶栓治疗不能显著降低病死率，据 GISSI 研究，Killip Ⅳ级患者给予链激酶溶栓治疗病死率仍高达 70%，冠状动脉内溶栓的病死率为 67%；而直接 PCI 可使其病死率降至 50% 以下。文献报道的非随机研究结果表明，对 AMI 并发心源性休克患者直接 PCI 的成功率为 54%～100%，患者存活率为 42%～86%，其中 PCI 成功者存活率为 58%～100%，未成功者为 0～29%。SHOCK

临床试验将302例AMI并发心源性休克患者随机分为急诊血管重建组（152例）和初始内科稳定治疗组（150例，包括溶栓、主动脉内球囊反搏术等），30天病死率分别为46.7%和56.0%（$P=0.11$），但6个月病死率在急诊血管重建组（50.3%）明显低于初始内科稳定治疗组（63.1%，$P=0.027$）。该研究进一步肯定了PCI对于治疗心源性休克的价值。亚组分析表明，<75岁的患者早期介入治疗组其30天及6个月病死率均明显低于初始内科稳定治疗组，而>75岁的患者中早期介入组的病死率反而增高。

直接PCI改善AMI预后的机制是多方面的。已知TIMI 3级血流是决定存活和左室功能恢复的最重要决定因素。溶栓治疗后达到TIMI 3级血流者占35%~55%，而直接PCI达到TIMI 3级者可达90%以上。另外，再闭塞率也显著影响预后，晚期造影显示，成功的溶栓治疗后3~6个月60%~70%的血管保持通畅，而直接PCI后则有87%~91%的血管仍保持通畅。急诊造影还可早期明确冠状动脉解剖情况，从而有利于治疗个体化，采取更为有效的治疗措施，也有助于降低病死率。

对于STEMI患者直接PCI是最有效降低死亡率的治疗手段。但是尽可能缩短D-to-B时间是关键。不能因延缓或等待PCI而失去尽早再灌注治疗的时间，尤其是发病3小时以内的患者，如需延迟PCI而患者无溶栓禁忌证则应立即行静脉溶栓治疗。直接PCI是降低STEMI死亡率最有效的方法，在有条件的医院应大力提倡。及时（<12小时）、有效（PCI后TIMI血流3级）和持久（较低的再闭塞率）是成功的关键。越危重的患者获益越显著（如心源性休克），但年龄>75岁、发病时间>12小时以及伴随疾病多时其风险也随之显著增加，应权衡利弊。对于胸痛已基本缓解，冠状动脉残余狭窄轻，TIMI血流3级的患者冠状动脉再发事件的几率较低，应十分慎重选择PCI。

（二）急性心肌梗死直接PCI操作

急性心肌梗死直接PCI操作基本同常规PCI，但由于患者病情危重，变化急骤，因此术者与助手，台上与台下人员应密切配合，及时根据病情变化予以相应的处理。

直接PCI可经股动脉或桡动脉途径进行，穿刺必须格外谨慎，应尽量争取"一针见血"，避免发生局部出血、血肿。在血流动力学不稳定、血压降低、收缩压<90 mmHg、对升压药物反应不佳或反复发生室性心动过速或心室纤颤的患者，应先经皮穿刺插入主动脉内球囊反搏导管，并开始反搏治疗。对缓慢性心律失常，显著窦性心动过缓、心率<50次/分、出现第二度或第三度房室传导阻滞患者应先经静脉插入电极导管行右心室心内膜起搏。冠状动脉造影应使用非离子型碘造影剂，首先从非梗死相关侧冠状动脉开始，梗死相关侧冠状动脉可使用指引导管行冠状动脉造影，以便行直接PCI术，每侧冠状动脉投照2~3个体位，足以对病变明确诊断。

急性心肌梗死的直接PCI仅适于梗死相关动脉完全闭塞病变（TIMI 0、Ⅰ级）或冠状动脉虽已再通，但有严重残余狭窄、TIMI血流2级病变。对有残余狭窄但TIMI血流已达3级者一般不主张在急性期行PCI术。因此时期病变不稳定，局部有血栓，可能导致再闭塞或远端"无复流"（no-reflow）等并发症，从而增加死亡率。对完全闭塞病变一般可首先选用较柔软的引导钢丝或带有亲水涂层的较柔软的引导钢丝在闭塞处试探，新鲜血栓较软，多可成功，若引导钢丝不能通过，可换用中等强度或标准引导钢丝，引导钢丝通过病变后，我们通过应用血栓抽吸装置（Guidewire Plus或Diver CE/Zeek）沿引导钢丝在冠状动脉内由近及远给予血栓抽吸，然后于冠状动脉内给予替罗非班500 μg（此治疗目前尚有争议）。急性心肌梗死直接PCI时尽量不使用球囊预扩张，而是直接置入支架，以避免血栓及碎屑脱落导致远端"无复流"等并发症。支架置入术的操作同择期PCI。非梗死相关动脉的病变可在患者恢复后（一般1周后）进行治疗。

(三) 转运 PCI (transfer PCI)

转运 PCI 是直接 PCI 的一种，主要适用于患者所处的医院无行直接 PCI 的条件，而患者有溶检治疗的禁忌证，或虽无溶栓禁忌证但发病已超过 3 小时，尤其为较大范围 MI 和（或）血流动力学不稳定的患者。在无条件行直接 PCI 的医院，PRAGUE-2 研究提供的结果表明，AMI 后 3 小时内，就地溶栓治疗和转院治疗的病死率差异无统计学意义，分别为 7.4% 和 7.3% ($P>0.05$)；但发病后 3~12 小时开始治疗的患者转院 PCI 组较就地溶栓组 30 天病死率显著降低（6.0% $vs.$ 15.3%，$P<0.001$）。转运 PCI 的获益取决于 D-to-B 时间，转运时间 <90 分钟仍能使绝大多数患者获益，尤其是相对高危患者、不能行其他再灌注治疗和就诊时已发病 >3 小时而 <12 小时的患者。尽管全量溶栓已被否定（见易化 PCI），转运开始前仍应考虑给予适当的药物治疗（主要是抗血小板、抗凝治疗），在我国转运 PCI 更应提倡，可使 PCI 惠及更多的患者。

STEMI 转运 PCI 的推荐指征：就诊医院无行直接 PCI 条件，尤其是有溶栓禁忌证或虽无溶栓禁忌证却已发病 >3 小时而 <12 小时患者（Ⅰ类推荐，证据水平 B）。

三、急性心肌梗死直接 PCI 术后处理

(一) 血脂异常处理

2007 年 ACC/AHA《ST 段抬高型心肌梗死治疗指南》更新中重点推荐通过评估空腹血脂指标来指导患者的调脂治疗，对于有急性心血管事件或冠状动脉事件的患者，应在入院 14 小时内进行调脂治疗（Ⅰ，A）。该指南在建议 LDL-C 应该 <100 mg/dl（Ⅰ，A）的同时，提出降低 LDL-C 水平至 70 mg/dl 以下或大剂量他汀类药物治疗可能更合理（Ⅱa，A）。当治疗后患者的 LDL-C 仍 >100 mg/dl 时，治疗应包括改变生活方式与强化降低 LDL-C 两方面（Ⅰ，A）。将 LDL-C 水平降至 70 mg/dl 以下可

能获益更多（Ⅱa，B）。当 TG>200 mg/dl 时考虑使用贝特类或烟酸类药而治疗。

（二）抗栓治疗

2007 年 ACC/AHA《ST 段抬高型心肌梗死治疗指南》（以下简称《指南》）更新中重点建议在没有阿司匹林抵抗、过敏或出血风险增加的情况下，置入金属裸支架、雷帕霉素涂层支架、紫杉醇涂层支架的患者每日口服阿司匹林 162~325 mg，应分别至少持续至术后 1 个月、3 个月、6 个月，之后应长期每日口服阿司匹林 75~162 mg（Ⅰ，B）。对于那些出血风险较大的患者，在支架置入后初期每日口服小剂量 75~162 mg 的阿司匹林是合理的（Ⅱa，C）。所有置入药物涂层支架的患者，术后口服氯吡格雷 75 mg/d 至少 12 个月，而置入金属裸支架的患者至少口服 1 个月，最好口服至术后 12 个月（如果患者出血风险很高，那么至少口服 2 周）（Ⅰ，B）。所有 STEMI 未置入支架（仅接受药物治疗或经皮冠状动脉腔内成形术）的患者，应至少持续口服氯吡格雷 14 天（Ⅰ，B）。无论是否接受溶栓再灌注治疗，STEMI 患者长期（例如 1 年）维持口服氯吡格雷 75 mg/d 可能有益（Ⅱa，C）。

（三）血管紧张素转换酶抑制剂/血管紧张素受体拮抗剂

血管紧张素转换酶抑制剂（ACEI）的适应证明显增多，强烈推荐在所有伴有左室收缩功能不全（LVEF<40%）、高血压、糖尿病或慢性肾病的 STEMI 恢复患者中无限期地使用 ACEI（Ⅰ，A）。《指南》推荐使用血管紧张素受体拮抗剂（ARB）（Ⅰ，B）；对于那些伴有心力衰竭或心肌梗死后左室射血分数≤40%却又不能耐受 ACEI 的患者，亦有指征使用 ARB 治疗（Ⅰ，A）；也可以考虑 ARB 与 ACEI 联合应用治疗左室收缩功能减退所致的心力衰竭（Ⅰb，B）。

伴有左室收缩功能减退（LVEF≤40%）、糖尿病或心力衰竭的心肌梗死后患者，若无明显肾功能不全或高钾血症，建议在

ACEI与β受体阻滞剂治疗的基础上加用醛固酮拮抗剂（Ⅰ，A）。

（四）β受体阻滞剂

β受体阻滞剂在冠心病治疗中的地位继续得到充分肯定，除非有禁忌证，建议所有心肌梗死后、急性冠状动脉综合征、伴有或无心力衰竭症状的左室收缩功能不全的患者无限期地使用（Ⅰ，A）。

四、其他直接PCI相关临床问题

（一）急性心肌梗死直接PCI中药物洗脱支架的应用

与金属裸支架（BMS）相比，药物洗脱支架（DES）显著降低再狭窄及再次PCI率是毋庸置疑的，但其在急诊PCI中的应用争议较大。2008年ACC会议Massachusetts研究结果的公布，为DES在AMI患者急诊PCI中应用提供了有力证据。研究对2003年4月至2004年9月麻省非联邦所属医院的AMI患者资料进行回顾性分析，根据患者PCI资料分为DES组和BMS组（排除同时使用两种支架的患者），最终5258名患者完成两年随访。结果显示，与BMS组相比，DES组再次血运重建（TVR）率明显降低，而再次心肌梗死率和死亡率并不增加。2008年TCT会议报告的HORIZONS-AMI研究是目前最大的在STEMI患者中比较DES与BMS优劣的随机对照试验。入选3006例STEMI患者，按照3∶1比例随机分为DES组（Taxus支架）和BMS组（Express支架）。1年随访结果显示，DES组TVR率（4.5% $vs.$ 7.5%，$P=0.002$）和再狭窄率（10.0% $vs.$ 22.9%，$P<0.0001$）显著低于BMS组，而二组主要不良心脏事件（MACE）发生率（8.1% $vs.$ 8.0%）和支架内血栓发生率（3.1% $vs.$ 3.4%）相似。尽管Massachusetts研究和HORIZONS-AMI研究结果显示出DES在AMI患者中应用的优势，且2009年中国《经皮冠状动脉介入治疗指南》将急性心肌梗死直接PCI中药物洗脱支架的应用列为Ⅱa类适应证，但介入

医生仍应充分评估 DES 的收益和风险，有选择性地应用。在 DES 置入过程中注意规范操作，减少因支架贴壁不良增加支架内血栓发生，同时注重双重抗血小板治疗。

（二）急性心肌梗死直接 PCI 中血栓抽吸辅助装置的应用

血栓脱落引起微血管床栓塞是急诊 PCI 无复流发生的主要原因之一，目前关于血栓抽吸装置在急诊 PCI 中应用的争议较大。TAPAS 研究是第一个证实血栓抽吸能够显著改善 STEMI 患者心肌灌注和预后的随机对照研究。入选 1071 名发病＜12 小时的 STEMI 患者，在行冠状动脉造影术前随机分为血栓抽吸组（535 例）和单纯 PCI 组（536 例）。血栓抽吸组患者先行血栓抽吸（Export 血栓抽吸导管）再行 PCI。两组患者基线资料（包括临床和造影特点）无显著差异。结果显示，血栓抽吸组接近 90% 病例成功完成血栓抽吸，没有发生血栓抽吸相关并发症。与单纯 PCI 组比较，血栓抽吸组患者 PCI 术后心肌灌注明显改善，心肌 Blush 分级 0 级和 1 级比例显著降低（17% $vs.$ 26%，$P<0.001$），心电图完全 ST 段回落（STR）率明显增加（57% $vs.$ 44%，$P<0.001$）；随访 1 年，与单纯 PCI 组相比，血栓抽吸组全因死亡率（4.7% $vs.$ 7.6%，$P=0.042$）和心脏性死亡率（3.6% $vs.$ 6.7%，$P=0.02$）均明显降低，再次心肌梗死率也有下降趋势（2.2% $vs.$ 4.3%，$P=0.05$）。

TAPAS 研究显示，对于 STEMI 患者无论基线情况如何（是否富含血栓），先抽吸血栓再行 PCI 能够明显改善心肌灌注并降低死亡率。对于 STEMI 患者，尤其冠状动脉造影提示"罪犯病变"富含血栓指征者（如血管闭塞段呈截断状，闭塞部位血栓长度＞5mm，存在漂浮血栓伴病变远端持续造影剂滞留或不完全闭塞伴蓄积血栓长度超过参考血管直径 3 倍等），一定先用血栓抽吸导管抽栓再行球囊扩张和（或）支架置入。

血栓抽吸导管外径通常较大（如 Diver 导管外径 4.7F），如"罪犯病变"本身或其近端有较严重狭窄，血栓抽吸导管通常很难通过病变，完成血栓抽吸。建议先用小球囊低压力预扩张后再使用血栓抽吸导管抽栓。如直接用较大球囊或较高压力预扩张可能引起大量血栓脱落，栓塞远端血管床，导致无复流。

有研究报道，68% AMI 患者"罪犯病变"狭窄程度小于 50%。对此类病变行血栓抽吸后，采用直接支架置入术既节省费用，又避免反复球囊预扩张引起血栓和斑块碎屑脱落导致慢血流和无复流发生。

采用血栓抽吸导管抽栓时需注意以下要点：(1) 抽吸导管头端接近闭塞段时就需要开始负压抽吸；(2) 不仅在闭塞段，在其远段血管也要进行血栓抽吸；(3) 血栓抽吸要有足够耐心，反复认真抽吸，可间断造影检验"罪犯血管"血栓抽吸效果；(4) 血栓抽吸过程中如停止回血或回血缓慢，常提示可能有较大血栓阻塞抽吸导管，需在负压状态下撤出导管，用肝素盐水冲洗后再行血栓抽吸；(5) 回撤抽吸导管时要保持负压状态，避免抽吸导管内血栓脱落至血管段近端造成闭塞，甚至引起其他血管栓塞；(6) 撤出抽吸导管后，要回吸导引导管内血液（有时会回吸出小的气泡或血栓），避免可能出现的气体或血栓栓塞；(7) 血栓抽吸后需向冠状动脉内注射硝酸甘油，解除血管痉挛。

并非所有急诊 PCI 病例都适合采用血栓抽吸术并从中获益。术前需根据冠状动脉造影结果对"罪犯病变"血栓负荷情况进行评估。如"罪犯病变"为在慢性高度狭窄基础上发生的闭塞，血栓负荷很少，可不必先行血栓抽吸，且血栓抽吸导管也很难通过此类病变。TAPAS 研究显示，血栓抽吸组 STEMI 患者中有 54 例改行单纯 PCI。因此造影术后对 AMI 患者"罪犯血管"血栓负荷和狭窄程度等病变特征进行充分评估，再决定是否行血栓抽吸策略，将使 AMI 患者更大程度获益并提高手术成功率。

远端保护/血栓抽吸装置可以分为 4 大类：① Guardwire Plus 为代表的远端球囊阻塞/血栓抽吸装置；② X-Sizer 为代表

的机械血栓抽吸装置；③ Filterwire EX 为代表的远端滤过血栓抽吸装置；④ Diver CE 为代表的单纯血栓抽吸导管。目前临床上常用①和④（见图 4-1）。Proxis 系统是近年研制的一种近端阻闭血栓保护装置，其工作原理是在病变血管近端扩张一个球囊封闭血流，PCI 操作完成后，回吸血栓或其他破损斑块，再抽吸球囊恢复前向血流。2008 年 TCT 会议上，Koch 报告在 STEMI 患者中应用 Proxis 系统的 PREPARE 研究结果。284 例发病<6 小时的 STEMI 患者随机分为直接 PCI 联合 Proxis 系统组（141 例）和单独直接 PCI 组（对照组）（143 例）。结果显示，研究的一级终点完全 ST 段回落（STR）率（即刻 STR 率：66% $vs.$ 50%，$P=0.009$；30 分钟 STR 率：75% $vs.$ 66%，$P=0.17$；60 分钟 STR 率：80% $vs.$ 72%，$P=0.14$）和二级终点 TIMI 3 级血流恢复率（93% $vs.$ 87%，$P=0.06$）在近端保护装置联合 PCI 组明显高于对照组，而包括死亡、心肌梗死、卒中、TVR 及主要心脑血管不良事件（MACCE）等复合终点事件发生率近端保护装置联合 PCI 组也有降低趋势（4% $vs.$ 7%）。PREPARE 研究表明，在 STEMI 患者中置入 Proxis 系统是安全可行的，可有效捕获病变血管内血栓碎片，达到更佳的微循环血流灌注。该研究局限在于 Proxis 系统不适用于冠状动脉近端病变，且研究的样本量也相对较小。

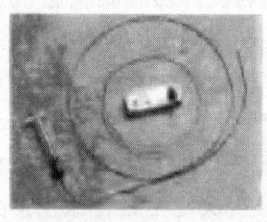
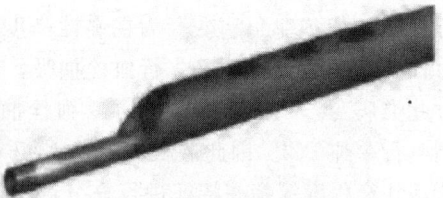

Cuardwire Plus 与远端保护装置　　　　Diver CE 快速交换血栓抽吸导管

图 4-1　临床上常用的两种血栓抽吸装置：Guardwire Plus 和 Diver CE

(三)急性心肌梗死直接 PCI 中主动脉内球囊反搏术（IABP）的应用

1967年，美国纽约州 Maimonides 医院的 Kantrowitz 医生首先将这种主动脉内球囊反搏技术用于临床，成功救治了2例药物治疗无效的急性心肌梗死合并严重心源性休克的患者。后来他又用同样的方法，再次救活了类似患者，这些患者临床症状迅速改善，血流动力学指标好转，引起人们对 IABP 的重视。越来越多的医生重复使用 IABP 技术均证明其有提高舒张压，增加冠状动脉血流的效果。从此，IABP 作为一项新技术得到了临床认同，并应用于临床相关领域。

1. IABP 工作原理

IABP 是一种机械循环辅助方法，通过在左锁骨下动脉开口远端和肾动脉开口上方的降主动脉内置入一根带气囊的导管，在心脏舒张期使气囊充气，在心脏收缩前使气囊放气，达到辅助心脏功能的作用。IABP 可增加冠状动脉血流，改善外周循环，减少主动脉内舒张末容量及心脏收缩时左室后负荷，减少心肌耗氧，增加心肌收缩力，改善心功能。

2. 高危 PCI 患者临床应用 IABP 适应证

(1) 急性心肌梗死合并心源性休克：① 平均动脉压＜60 mmHg；② 尿量＜30 ml/h；③ 有周围循环不良临床表现；④ 多巴胺用量≥15 μg/(kg·min)。(2) 不稳定型心绞痛或药物治疗无法控制的心绞痛或变异型心绞痛持续24小时以上。(3) 因心脏缺血而诱发的顽固性心律失常。(4) 重度左心功能不全（NYHA 心功能分级≥Ⅲ级）。(5) 冠状动脉左主干病变、类左主干病变或严重的多支冠状动脉病变。

3. 高危 PCI 患者临床应用 IABP 禁忌证

(1) 严重的主动脉瓣关闭不全；(2) 主动脉窦瘤破裂、主动脉夹层；(3) 凝血功能障碍；(4) 脑出血急性期。

4. IABP 置入及工作模式

患者于术前或术中置入 IABP 反搏球囊，在严格无菌操作下，以 Seldinger 技术常规于左或右侧股动脉穿刺，送入导丝，预扩后置入 IABP 鞘管。如患者身高高于 165 cm，则选择 40 ml 的 IABP 球囊导管；如身高低于 165 cm，则选择 34 ml 的 IABP 球囊导管。球囊导管置入后连接于主动脉球囊反搏机，以心电触发模式 1∶1 起搏（合并心房颤动患者使用压力触发模式）。IABP 球囊导管保留于体内 1～2 周，最长可维持 1 个月左右。在体内期间，终止搏动不能超过 30 分钟。IABP 置入后低分子肝素 40 mg 皮下注射（每天 2 次），不需监测活化凝血时间（ACT）。IABP 导管中心腔每小时用 5～10 ml 肝素盐水冲洗（5000 U 肝素溶于 500 ml 生理盐水）。IABP 应用期间应常规使用抗生素并且详细记录相关并发症情况。

5. IABP 的并发症及防治

IABP 的并发症多与导管和设备本身以及插管技术有关，其中血管并发症多与插管有关。经皮插管和切开插管引起的血管并发症没有显著差异，也有报道经皮插管引起的血管并发症要高一些。相关并发症及预防措施如下：(1) 下肢缺血，表现为缺血肢体疼痛，皮肤苍白、变凉，足背动脉搏动消失。适当抗凝，选择合适的气囊导管，持续反搏，注意下肢动脉搏动（也可用超声多普勒监测）、温度、颜色的变化，及时处理异常情况。(2) 感染，注意无菌操作，合理使用抗生素。(3) 局部或全身性的出血，局部可给予缝合及沙袋压迫，全身性的应调节抗凝药种类和用量。(4) 导管插入夹层，一般考虑手术修补。(5) 动脉撕裂导致穿孔，手术修补。(6) 气囊破裂，导管囊内见到血液即可明确。一旦发生，应尽快抽除气囊内气，并迅速拔除导管，以防血栓形成。上述并发症如注意防治其发生率并不高，不会影响 IABP 临床疗效；但如疏于防治，并发症就会增高，引起较严重后果甚至死亡。防治 IABP 并发症，护理工作是关键，只要熟知各并发症的临床表现，积极采取措施预防并发症，注意观察,就能最大限度地发挥 IABP 的功能,使危重患者渡过难关,起到"生命之桥"的作用。

(四)急性心肌梗死直接 PCI 中临时起搏器的应用

急性心肌梗死直接 PCI 中可能会出现下列缓慢性心律失常:(1)窦性与交界性缓慢性心律失常;(2)房室传导阻滞;(3)束支传导阻滞。上述心律失常通常与组织灌流不足以及心肌再灌注损伤有关,一般为可逆性心律失常。因应用临时心脏起搏器可由于电极刺激而诱发室性心动过速或心室纤颤,因此并不建议在直接 PCI 中对所有出现缓慢性心律失常患者均置入临时起搏器,而是在积极再灌注治疗的基础上尽早给予阿托品 0.5～1.0 mg 或氢溴酸山莨菪碱(654-2)10～20 mg 加 5% 葡萄糖 20 ml,静脉缓慢推注,必要时可持续静脉滴注,如疗效不好可改用异丙肾上腺素从小剂量开始(1～3 mg/min)静脉滴注。急性心肌梗死(特别是下壁心肌梗死)直接 PCI 中可常规放装临时起搏电极于下腔静脉备用(避免电极对心脏的机械刺激)。下列情况可植入临时心脏起搏:(1)药物治疗无效,出现下列心律失常者:① 心率持续<40 次/分或窦性静止时间较长(>3s);② 第二度Ⅱ型或第三度房室传导阻滞,QRS 波增宽者;③ 第二度或第三度房室传导阻滞出现过心室停搏者;④ 第三度房室传导阻滞心室率<50 次/分,伴有明显低血压或心力衰竭,经药物治疗效果不佳者;⑤ 第二度或第三度房室传导阻滞合并频发室性早搏或阵发性室性心动过速,为了便于使用抗心律失常药物,可预防性安装临时心脏起搏器;⑥ 原有右束支传导阻滞,在急性心肌梗死后增加了其他分支传导阻滞,或新出现的右束支传导阻滞+左前分支传导阻滞或右束支传导阻滞+左后分支传导阻滞,同时并发第一度或第二度房室传导阻滞者;⑦ 急性前壁心肌梗死并发右束支传导阻滞合并高度房室传导阻滞者。(2)出现心室停搏者。安装临时起搏导管应在透视条件下进行,作好急救除颤准备。如果安装临时起搏器治疗 2～3 周后,传导阻滞仍未能恢

复,不能脱离起搏器者,应更换安装永久性心脏起搏器。

附:左主干急性闭塞病变直接 PCI 临床病例:

患者杨 XX,男性,64 岁,2009 年 3 月 10 日上午 11 时主因"突发胸痛 1 小时"经 120 急救车来院求治。既往体健,无高血压、糖尿病等病史。来院后行心电图检查示:aVR ST 段抬高 0.3 mV,$V_1 \sim V_5$ ST 段压低 0.3 mV,Ⅱ、Ⅲ、aVF 导联 ST 段压低 0.2 mV。根据心电图考虑为左主干病变。入院体检:T:36.3℃,P:100 次/分,R:22 次/分,BP:70/50 mmHg。神志清楚,大汗,双肺呼吸音粗,可闻及散在干湿啰音,心率 100 次/分,心音低钝,各瓣膜听诊区未闻及病理性杂音。立即给予阿司匹林 300 mg、波立维 300 mg 口服,普通肝素 5000 U 静脉推注,并在床边经左股动脉行 IABP 支持治疗(1∶1 反搏,反搏压 90/60 mmHg)。和患者家属签署急性心肌梗死直接 PCI 同意书后,立即做备皮及碘过敏试验,入院后 30 分钟内行直接 PCI 术。

经右股动脉采用 Seldinger 技术行急诊冠状动脉造影术和直接 PCI 术,造影示:左主干远端 100% 血栓性闭塞;右冠状动脉开口于无冠窦,右冠状动脉未见明显狭窄;冠状动脉分布呈右优势型。

介入操作(见图 4-2):在 IABP 支持下,送 JL47F Launcher 指引导管行右冠状动脉造影,右冠状动脉未见明显狭窄。经 7FEBU3.75 指引导管将 BMW 导丝送至前降支远段。使用 DIVER CE 抽吸导管由近及远在左主干及前降支反复抽吸后,于冠状动脉内给予替罗非班 500 μg,硝酸甘油 100 μg。在左主干远段及前降支近段置入 Excel 3.5 mm×28 mm 支架。复查造影示前向血流 TIMI 2 级,冠状动脉内给予合贝爽 200 μg。术中患者反复出现心室纤颤,多次给予 200 J 非同步直流电复律,并给予利多卡因 50 mg 静脉推注,胺碘酮(可达龙)150 mg 静脉推注。上述治疗后患者心率 40~70 次/分,窦性心律、心房颤动

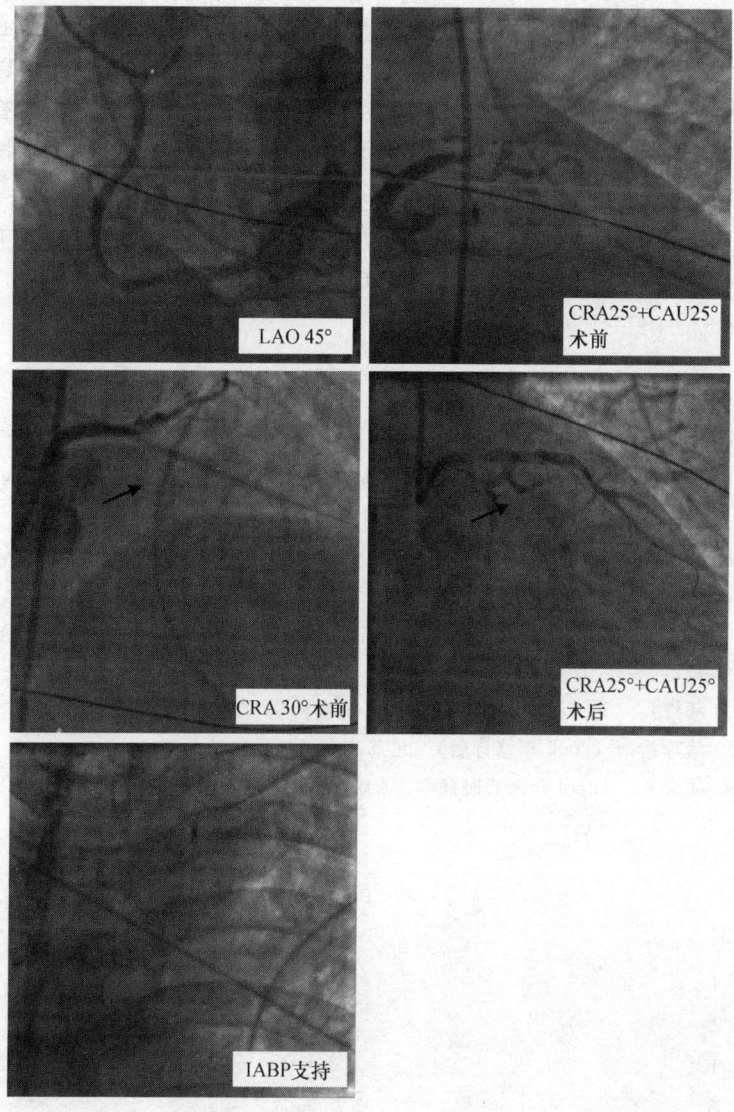

图 4-2 术中冠状动脉造影所见
LAO，左前斜位；CRA，头位；CAU，足位

和短阵室性心动过速交替。给予临时心脏起搏器植入（起搏心率 60 次/分）。患者血压偏低（反搏压 80/50 mmHg），给予多巴胺维持静脉滴注。术后患者神志清楚，心率 70～90 次/分，交替出现起搏心律、窦性心律、心房颤动和短阵室性心动过速，反搏压 90/(60～70) mmHg。送患者至病房。

患者术后给予抗血小板、抗凝、调脂等二级预防治疗。术后 2 周患者生命体征稳定，无特殊不适，好转出院。

（颜红兵　王　健）

参考文献

1. 中华医学会心血管病学分会，中华心血管病杂志编辑委员会. 经皮冠状动脉介入治疗指南. 中华心血管病杂志，2009，37（1）：4-25.
2. Elliott M. Antman, Mary Hand, Paul W. Armstrong, et al. 2007 Focused Up date of the ACC/AHA2004 Guidelines for the Management of Patients With ST-Elevation Myocardial Infarction. Circulation, 2008, 117：296-329.
3. 颜红兵. 美国心脏病学会和美国心脏病协会 ST 段抬高型急性心肌梗死治疗指南（2004 年修订版）. 北京：中国环境科学出版社，2004.
4. 胡大一. Topol 介入心脏病学. 4 版. 北京：人民卫生出版社，2005.

第五章 急性心肌梗死的补救性PCI应用现状

要点：

- 溶栓未成功而进行的介入治疗称为补救性PCI。
- 现有证据支持对患者施行补救性PCI。
- 补救性PCI并不如直接PCI，是不得已而为之的补救措施。
- 由于用过溶栓药物，在施行补救PCI时有增加出血的风险。
- 如果溶栓成功（TIMI 2级血流以上）早年不主张介入干预，近年的证据支持对高危与不稳定者立即进行PCI。

急性心肌梗死（AMI）的基本病理变化为在冠状动脉粥样硬化的基础上，血管内斑块破裂激发血栓形成导致的急性血管闭塞，进而导致心肌坏死。尽快开通梗死的冠状动脉对于挽救濒临死亡的心肌、防止梗死面积扩大、保护心肌的泵血功能都有着极其重要的意义。近年来，急诊介入治疗（PCI）逐渐成为AMI再灌注治疗的常规方法，与溶栓比较它有下述优点：（1）较高且稳定的再通率，尤其是TIMI3级血流恢复率高；（2）能够同时处理梗死部位存在的残余狭窄；（3）对溶栓有禁忌者也可以进行；（4）可以立即明确冠状动脉的解剖结构和左室功能，有利于早期危险分层；（5）使高危患者的生存率提高；（6）心肌再灌注损伤和心脏破裂发生率较低；（7）心肌缺血复发，再梗死和再闭塞发生率低；（8）减少致死性颅内出血的风险；（9）缩短住院天数，可能降低整个医疗费用。然而，急诊介入治疗需要医疗中心有导管室条件和有相当丰富手术经验的医务人员，同时由于需要人员24小时备班从而增加运行成本，与溶栓相比有一定的时间延迟。因此，在相当多的基层医院与边远地区，溶栓治疗仍然是ST段抬高型心肌梗死的重要治疗手段。这就引出了一个问题，溶栓治疗后，梗死相关动脉有可能再通，也有可能不通，此时就有可能对梗死相关动脉进行PCI以挽救心肌。当溶栓后，梗死相关动脉已经再通且TIMI血流≥ 2级以上进行的PCI治疗，被称为立即PCI，其目的在于处理残余狭窄，防止缺血与再梗。而当溶栓后梗死相关动脉未再通，TIMI血流<2级即刻进行的PCI治疗，被称为补救PCI（Rescue PCI），其目的在于弥补溶栓的失败，挽救心肌。究竟这样治疗是否对患者有益？目前的证据与指南的推荐如何？是临床医生关心的问题，本文就目前的认识作一简要回顾。

一、立即PCI——早期的结果与最近的认识

溶栓后立即进行造影，如果血管已经开通，血流已经达到TIMI 3级，尽管存在明显的残余狭窄，一般不主张立即对梗死相关动脉进行干预。早期对此类患者进行PTCA是希望以此降低或防止再闭塞，并希望能改善左室功能。然而，早期的几个随机临床试验很快使人们对这一做法失望，TIMI2A，TAMI-1，ECSG以及Erbel等几组较大样本的随机对照试验发现6周的死亡率在介入治疗组为7.2%而保守组为6.6%；一年的死亡率前者为9.8%而后者为9.2%。对左室功能的影响两种方法没有明显差别。因此，20世纪90年代初中期，人们对立即PTCA已经放弃。但仔细分析以上这些早期临床试验，发现试验本身也存在一定的局限性，这些试验中术前仅1个试验应用了阿司匹林，根本就没有进行ACT监测，且溶栓后平均残余狭窄率仅60%左右，多数为TIMI 3级血流。可以假设，如果残余狭窄更重，只有TIMI 2级血流，则整组的预后会更差，也许此时介入

治疗能够使患者获益。同时，近年来随着各种抗凝、抗血小板新药的应用，加上支架术的应用，早期的临床试验不完全适用于今日的临床实践了。近年随着易化 PCI 的出现，有些零星的报道实际上涉及立即 PCI。较早于 1999 年报道的 PACT 试验比较了半量（50 mg）t-PA 溶栓与安慰剂对照的结果，发现溶栓组到达导管室时 TIMI 3 级血流患者的比例高于对照组（33% vs. 15%）并且带来了随后左室功能恢复的进一步优势。到达导管室进行 PCI 前具有 TIMI 3 级血流者的左室射血分数（62%）高于 PCI 后才达到 TIMI 3 级血流者；而从未达 TIMI 3 血流者最低，仅 55%。然而，仔细分析两组的住院期间临床事件（反复缺血，再梗死，再闭塞，紧急 TVR 以及死亡）的发生率，发现溶栓加介入组还是高于单纯介入组，但没有任何一项达到统计学意义。近年的 GRACIA 试验在西班牙与葡萄牙完成，500 例 AMI 患者溶栓后随即被分入早期介入组（24 小时内行导管介入，81% 置入支架，3% 行 CABG）和保守治疗组，发现住院后的心血管事件保守治疗组为 3.7% 而早期介入组为 0.8%（$P=0.03$），且介入治疗组住院时间缩短，出血并发症两组间无显著性差异。GRACIA-2 试验中，103 例患者于院前接受了一次性静脉应用溶栓剂 Tenecteplase，3~12 小时再行 PCI，102 例患者直接行 PCI 作为对照，PCI 前达到 TIMI 3 级血流者的比例在溶栓组较高（59% vs. 14%），溶栓组于 PCI 后 6 小时 ST 段完全回落率也较高（61% vs. 43%），6 周的复合终点（死亡，非致死性再梗死，缺血驱动的 TVR）联合治疗组为 9%，直接 PCI 组为 12%，主要出血并发症没有差别，前者为 2%，后者为 3%。可见该研究中联合治疗组有近 60% 是 TIMI 3 级血流，属于标准的立即 PCI。CAPITAL-AMI 研究中，170 名高危 ST 段抬高型心肌梗死患者随机接受替奈普酶（84 名）或替奈普酶后立即进行 PCI（86 名）治疗，主要终点事件为 6 个月时死亡、再梗死、再发不稳定型心肌缺血或卒中。替奈普酶后立即 PCI

组和替奈普酶组相比,主要终点事件显著减少（24.4% vs. 11.6%，$P=0.04$），这一差异主要是由于再发不稳定型心肌缺血显著减少（20.7% vs. 8.1%，$P=0.03$）。替奈普酶后立即 PCI 组较替奈普酶组发生再梗死的比例也有下降趋势,但差异不显著（14.6% vs. 5.8%，$P=0.07$）。两组死亡和卒中发生率无显著差别。主要出血发生率两组亦无显著差别（7.1% vs. 8.1%，$P=1.00$）。但是,该试验没有提及何种情况属于补救 PCI，何种情况属于立即 PCI，而且结论只能说与单纯溶栓进行对比立即 PCI 较优,并不意味着优于直接 PCI。Cantor 等的一项荟萃分析,评价了溶栓后立即或早期 PCI 患者在 6～12 个月的死亡率。其中 13 项随机研究支持溶栓后进行立即或早期 PCI，16 篇结果中性或持相反意见。其中最大的随机试验和荟萃分析显示溶栓后立即或早期常规行 PCI 治疗不能获益。

目前,尚无充分证据推荐成功溶栓后常规转运病人行立即或早期 PCI。现行的 PCI 技术及相关药物治疗,支持对合并心源性休克、血流动力学不稳定或溶栓后有持续性缺血症状的患者行立即 PCI（或者转运 PCI）。

二、补救性 PCI——历史回顾与新进展

与溶栓治疗成功的患者相比,溶栓后前向血流没有恢复正常者（TIMI≤2 级）其左室功能较差,有较多的机械并发症和较高的死亡率。补救性 PCI 的目的在于尽快恢复患者的前向血流,挽救存活心肌和改善生存率。已有相当多的关于补救性 PCI 的临床资料证实此法的可行性。补救性 PCI 的成功率在 80% 左右,早年的研究提示一旦补救成功,其预后与成功溶栓者相似。但一旦补救未成,效果更糟,死亡率特别高。1998 年发表的 GUSTO-1 试验入选了 1522 例溶栓后 90～180 分钟接受冠状动脉造影的患者,其中 1058 例已经达到 TIMI2 级以上的血流，464 例 TIMI 0～1 级血流中的 198 例进行补救性 PCI，另 266 例

未行补救性 PCI，30 天总死亡率前者（补救性）为 11.1%，后者为 7.9%（未补救）；补救性 PCI 成功的 175 例患者中死亡率为 8.6%，未成功的 23 例患者中死亡率为 30.4%，而溶栓成功的患者中死亡率仅为 5.2%。该试验有很好的大样本对照，且 PCI 又是在成熟的中心进行的，有较高参考价值。提示：一旦溶栓未成功，即使进行补救 PCI 也无法达到溶栓成功的效果。将 1992—1998 年发表的包括 RESCUE 试验在内的几个较大样本的关于补救性 PCI 的试验进行汇总，共有 368 例患者，发现与保守治疗相比，保守组的 30 天或住院期间死亡率为 12.2% 而补救组为 8.5%，虽然补救 PCI 的死亡率有所降低，但差异未达到统计学意义。补救性 PCI 的益处似乎还未完全显示出来，这可能与介入治疗时未进行 ACT 监测，术前未给予阿司匹林有关；同时，溶栓药多数用的是 t-PA，其不像 SK 类非特异性溶栓剂具有抗血小板聚集作用，在没有加用抗血小板药物治疗时进行 PCI 容易再闭塞，并发症可能较高。此外，补救性 PCI 还与患者本身是否高危有关，Ellis 等在一组（150 例）前降支闭塞的患者中发现，补救性 PCI 使死亡率从 9.9% 降至 5.2%，心力衰竭与死亡的复合终点从 16.4% 降至 6.5%（$P=0.05$），其后的运动时心功能也明显改善。补救性 PCI 前如果血流已达到 TIMI 2 级，则几乎不能从中获益。TAMI 1 级血流的 108 例患者中，保守治疗的死亡率为 1.7% 而补救 PCI 的死亡率为 6.1%，该组患者中支架使用率为 29%，GP Ⅱb/Ⅲa 受体拮抗剂使用率为 7%。RESCUE 试验中的 TIMI 2 级血流患者有 29 例，保守治疗死亡率为 0 而补救手术死亡率为 7%。然而，应该注意到，补救性 PCI 的结论多数在支架普遍应用之前，结果有可能低估 PCI 组的益处。随着支架时代和 GP Ⅱb/Ⅲa 受体拮抗剂时代的到来，无论立即还是补救 PCI 组的益处都在增加，近期的一些研究也提示如此。

　　MERLIN 研究共有 307 例溶栓失败者入组，被随机分入立即造影组（合适即行PCI）与保守组，尽管30天的死亡率相似（介入组为9.8%，保守组为11%），但复合次级终点（死亡/再梗死/卒中/心力衰竭/再介入需求等）介入组明显较优（介入组与保守组分别为37.3%和50%，$P=0.02$）；再梗死和心力衰竭发生率在介入组降低较多，但是卒中与需要输血患者的比例在介入组也较高，30天时两组患者的左室功能相似。

REACT试验中600例溶栓失败患者被分入保守组、再溶栓组与补救PCI组，主要终点为6个月与12个月的死亡、再梗死、脑血管意外与心力衰竭发生率，结果达到终点事件的比例补救PCI组为15%，保守组与再溶栓组分别达到30%与31%。补救PCI组死亡率为6.3%，而另两组均为13%。

CARESS-in-AMI是一项开放的、前瞻性随机对照多中心研究。旨在观察溶栓后的最佳处理措施。研究比较了溶栓加阿昔单抗药物治疗后立即转运行PCI或者标准药物治疗后转运行补救PCI的效果。研究入选600名年龄小于75岁的患者，至少合并一项高危特征，给予半量瑞替普酶、阿昔单抗、肝素和阿司匹林，然后随机分组，立即PCI组299例（其中255例行PCI），补救PCI组91例。主要终点为复合终点：30天死亡、再梗死、不能耐受的心肌缺血。结果显示，立即PCI组和保守且必要时再补救PCI组达到主要终点的患者数分别为13（4.4%）和32（10.7%），两组差异显著（HR 0.40，95% CI 0.21~0.76，$P=0.004$）。两组发生大出血的几率无显著差异（3.4% vs. 2.3%，$P=0.47$），发生卒中的几率无显著差异（0.7% vs. 1.3%，$P=0.50$）。说明对于高危的STEMI患者，在无介入中心的医院半量瑞替普酶加阿昔单抗治疗后立即转运行PCI能够改善预后，也提示立即PCI比延迟补救性PCI更有效。

最近Harindra等进行了一项荟萃分析，针对8个随机临床试验的1177例患者，随访期限从出院到出院后6个月，对ST段抬高型心肌梗死患者溶栓失败后进行补救PCI、再次溶栓或保守治疗的获益和风险进行了比较。结果表明，补救 PCI 和溶栓组相比，全因死亡率无显著减少（RR 0.69，95% CI 0.46~1.05），但和保守治疗组相比，心力衰竭危险显著下降（RR 0.73，95% CI 0.54~1.00），再梗死风险显著下降（RR 0.58，95% CI 0.35~0.97）。如果将全因死亡、再梗死、心力衰竭等作为复合终点，则补救性 PCI 的相对危险性降低 28%。但补救 PCI 组卒中发生率增加（RR 4.98，95% CI 1.10~22.5），小量出血发生率增加（RR 4.58，95% CI 2.46~8.55）。重复溶栓治疗不能改善全因死亡（RR 0.68，95% CI 0.41~1.14）和再梗死发生率（RR 1.79，95% CI 0.92~3.48），且小量出血风险增加（RR 1.84，95% CI 1.06~3.18）。结果提示，补救 PCI 能够带来一定的临床获益，但这种获益也带来出血的风险增加。

综上所述，对于溶栓治疗后临床判断无再通或有持续性胸痛及血流动力学受损的患者，建议及早行冠状动脉造影，对于伴有血流受损（TIMI<2 级）的高度残余狭窄病变，应当进行 PCI 治疗，有条件者可应用 GP Ⅱb/Ⅲa 受体拮抗剂。

（何 奔）

参考文献

1. F. A. Francisco, J. A Joaquín, C. B. Alfonso, et al. Routine invasive strategy within 24 hours of thrombolysis versus ischaemia-guided conservative approach for acute myocardial infarction with ST-segment elevation (GRACIA-1): a randomized controlled trial. The Lancet, 2004, 364: 1045-1053.
2. May MR. L, Wells GA, Labinaz M, et al. Combined Angioplasty and Pharmacological Intervention Versus Thrombolysis Alone in Acute Myocardial Infarction (CAPITAL AMI Study). J Am Coll Cardiol, 2005, 46: 417-424.
3. Cantor WJ, Brunet F, Ziegler CP, et al. Immediate angioplasty after

thrombolysis: a systematic review. CMAJ, 2005, 173: 1473-1481.
4. Califf RM, White HD, Werf FV. One-Year Results From the Global Utilization of Streptokinase and TPA for Occluded Coronary Arteries (GUSTO-I) Trial. Circulation, 1996, 94: 1233-1238.
5. Mario CD, Dudek D, Piscione F, et al. Immediate angioplasty versus standard therapy with rescue angioplasty after thrombolysis in the Combined Abciximab REteplase Stent Study in Acute Myocardial Infarction (CARESS-in-AMI): an open, prospective, randomized, multicentre trial. Lancet, 2008, 371: 559-568.
6. Harindra C, Wijeysundera HC, Vijayaraghavan R, et al. Rescue Angioplasty or Repeat Fibrinolysis After Failed Fibrinolytic Therapy for ST-Segment Myocardial Infarction: A Meta-Analysis of Randomized Trials. J Am Coll Cardiol, 2007, 49: 422-430.
7. Spencer B, Smith SC, Hirshfeld JW. 2007 Focused Update of the ACC/AHA/SCAI 2005 Guideline Update for Percutaneous Coronary Intervention. J Am Coll Cardiol, 2008, 51: 172-209.

第六章 急性心肌梗死的择期 PCI 治疗实践

要点：

- 指南并不支持于溶栓后立刻或尽快进行常规 PCI 手术。
- 溶栓治疗并不是最后的答案，溶栓治疗后应该密切观察病人，如没有再灌注表现时应该进行补救性 PCI。
- 在优化的药物治疗的基础上，NSTEMI 患者早期介入并不优于择期介入治疗。
- 对于高危的接受溶栓的 STEMI 病人，溶栓后 6 小时以内接受 PCI 术可以获得比标准治疗更低的缺血并发症。
- 对于 STEMI 病人如起病 36 小时以内，出现休克 18 小时以内时，应该积极采取冠状动脉造影和随后的血运重建治疗。

急性心肌梗死（AMI）包括 ST 段抬高型心肌梗死（STEMI）与非 ST 段抬高型心肌梗死（NSTEMI）。在 STEMI 的急性期治疗过程中，再灌注治疗是核心治疗，再灌注治疗包括溶栓治疗和经皮冠状动脉介入治疗，其治疗关键是尽早开通闭塞冠状动脉，最大限度地挽救濒死心肌，缩小梗死面积，从而改善患者的远期预后，可以说时间就是心肌，时间就是生命。在规范药物治疗基础上，急性心肌梗死直接 PCI 治疗的临床获益已得到大量临床研究证实，与溶栓治疗相比，直接 PCI 的效果更好。而由于不同原因选择择期 PCI 治疗策略，其对 STEMI 患者预后的影响目前争议较大，多个临床研究正试图解答该问题。

STEMI择期PCI是指急性心肌梗死发病一天到数天，予积极抗血小板、抗凝、稳定斑块等药物治疗后，对溶栓后已经再通但仍有残余狭窄的梗死相关动脉（IRA）、溶栓失败和未行溶栓治疗的患者行PCI，包括溶栓治疗后的延迟PCI、溶栓治疗后的选择性PCI和AMI未溶栓者所行的PCI。择期PCI的目的在于减轻IRA的残余狭窄，减少心肌缺血的复发，改善左室重构及心功能，提高患者生存率。对NSTEMI患者，早期介入治疗对中、高危患者的益处已被充分证实，但时机选择上是尽早实施还是经1~2天的"冷却期"后再进行目前仍有争议。

一、STEMI的PCI分类

STEMI的PCI治疗按方法可分为直接PCI与溶栓后PCI，直接PCI是指没有经过溶栓治疗而直接进行PCI手术。直接PCI根据介入的时间可进一步分为：直接PCI（治疗时间窗内行PCI，术前没有进行溶栓治疗）；转运PCI（如果急性STEMI患者首诊医院不具备实施直接PCI的条件，需要转运到有条件的医院进行PCI）和易化PCI（指在计划的直接PCI前给予药物治疗，包括全量溶栓、半量溶栓、GP Ⅱb/Ⅲa受体拮抗剂或减量溶栓治疗＋GP Ⅱb/Ⅲa受体拮抗剂，以期在到达导管室前开通IRA）。溶栓后PCI根据溶栓结果进一步分为：补救PCI（溶栓失败后的PCI）；早期PCI（针对溶栓成功后的早期复发缺血行紧急PCI）；常规PCI（也有人叫预后性PCI，指溶栓后数小时内实施的PCI，为溶栓成功后常规实施的PCI，不同于补救或早期PCI）。延迟PCI是指发病12小时内接受或未接受再灌注治疗的STEMI病人，在起病2天至数周后行常规PCI。

二、溶栓治疗后立刻或尽快进行常规PCI

与溶栓治疗相比较，STEMI的直接PCI可以减少死亡、心肌梗死及脑卒中的发生，因此疗效更优越。对于首诊在没有PCI

条件的医院的患者，经过不超过 1 小时的转运把病人送到有条件的医院进行 PCI，疗效要优于留在当地进行溶栓治疗，尤其是起病 3 小时以上的病人。然而，由于冠状动脉介入治疗的设施和技术要求高，而溶栓治疗简单易行，所以溶栓治疗仍然是目前全球范围内应用最广的冠状动脉再灌注治疗。溶栓治疗再通率较低，仅 30%～55% 患者于溶栓后冠状动脉血流可达 TIMI 3 级，而 TIMI 2 级血流虽然已达再通标准，但此情况下患者死亡率下降并不明显，再梗死率高，有 15%～20% 溶栓成功患者会复发心肌缺血或冠状动脉再闭塞。因此，如何提高溶栓治疗的疗效一直是心血管学界关注的问题，溶栓治疗后的常规 PCI 术有可能进一步提高疗效。

溶栓治疗后的常规 PCI 术早年没有获得好的结果，其原因可能是早年的 PCI 没有应用支架和早年的抗栓药物作用不够强有关。近年的随机临床对比研究否定了原来的观点。

Polonski L 对比分析了溶栓后即刻 PCI 和直接 PCI 的疗效，病例数 374 例，溶栓后即刻 PCI 者有 179 例，直接 PCI 者有 195 例，成功率分别为 90.5% 和 88.2%，两组在再梗死率、急诊冠状动脉旁路移植术比例方面没有区别；两组中无心源性休克的患者的住院期间死亡率分别为 3.2% 和 0.6%；合并心源性休克的患者中死亡率分别是 36.0% 和 30.8%；溶栓后即刻 PCI 可使冠状动脉血流达到 TIMI 3 级的成功率为 90%。建议如果有条件的话，所有患者包括合并有心源性休克的患者溶栓后都应该进行即刻 PCI。

SIAM Ⅲ 研究显示溶栓后即刻（6 小时内）进行 PCI 支架置入与传统保守治疗或者延迟（2 周）的 PCI 相比可更好地减少心脏缺血事件的发生（25.6% $vs.$ 50.6%，$P=0.001$）。还有其他多项研究对比了溶栓后立刻或尽快进行常规 PCI 术与溶栓后在缺血驱使下被迫进行 PCI 的随机对照试验（表 6-1），结果显示积极的常规 PCI 策略有优势：降低死亡/MI、减少缺血、减少再次血运重建术，但这些研究的样本量还不是很大，其检验效能还不足以让我们下一个肯定的结论。

表6-1 多项溶栓后立刻或尽快进行常规PCI的研究及其结果

试验名称	病人数目	从溶栓至计划PCI的平均时间（小时）	与延期或症状驱使下进行PCI术相比的主要结果	死亡/心肌梗死的危险对数比（95%可信区间）
WEST	204	4.9	30天的死亡/MI有降低的趋势	0.48（0.18～1.26）
CAPITAL AMI	170	1.5	6个月的不稳定型心绞痛和心肌梗死发作减少	0.47（0.19～1.19）
GRACIA-1	499	16.7	一年的再次血运重建术明显减少，心肌梗死发生率也有降低的趋势	0.56（0.30～1.05）
SIAM-3	163	3.5	2周及6个月复发心肌缺血减少，EF更高	0.50（0.18～1.43）
PRAGUE-1	199	1.1	1年全因死亡率整体上没有差别，起病时间短的病人心源性死亡减少	0.51（0.30～0.98）

根据上述研究的结果，2004年ESC《ST段抬高型心肌梗死治疗指南》（以下简称ESC《指南》）提出较为积极的建议，建议溶栓后的常规PCI术可以作为介入治疗策略的一部分来考虑（图6-1，Ⅱa类适应证，证据水平B）。但2004年ACC/AHA《ST段抬高型心肌梗死治疗指南》中有关是否对这类病人实施PCI术意见与ESC《指南》不一致，ACC/AHA《ST段抬高型心肌梗死治疗指南》不建议对血流动力学稳定、没有缺血依据且没有症状的病人起病12小时后进行PCI术（Ⅲ类适应证，证

据水平C)。在临床实践中欧洲以外的绝大多数地区的医生不主张溶栓治疗后进行常规PCI术。在2008年新版的ESC《ST段抬高型心肌梗死治疗指南》中，未过多提及溶栓后常规PCI术，2007年的ACC/AHA《ST段抬高型心肌梗死治疗指南》更新中把适应证调整为Ⅱb，显示出美国、欧洲指南在这个问题上逐渐趋于一致。

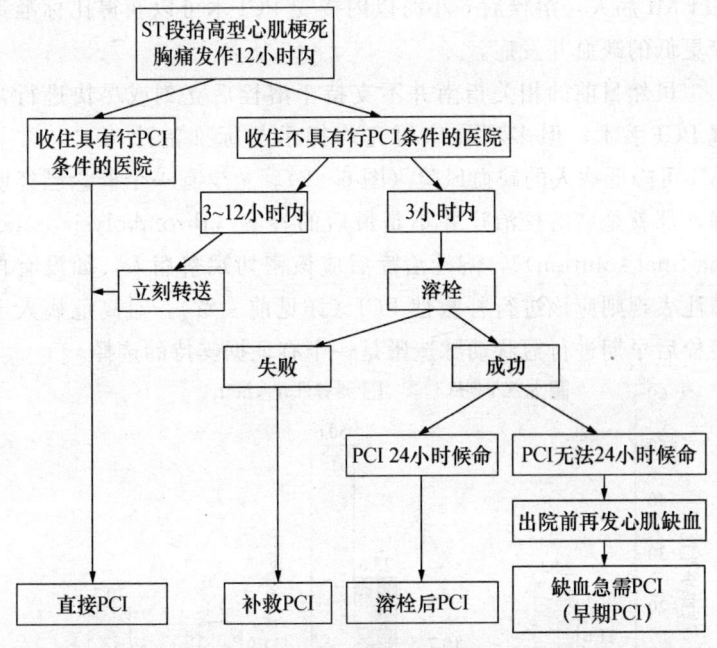

图6-1 2004年ESC《ST段抬高型心肌梗死治疗指南》的再灌注策略

然而，对于溶栓后是否立刻或尽快进行常规PCI的问题争论还没有停止，甚至有可能引起新的争论。最近在新英格兰杂志上公布了TRANSFER-AMI研究的结果，该研究观察了1059例高危且没有条件接受直接PCI的STEMI病人，随机分为溶栓后6小时内常规PCI术组和对照组（标准治疗，包括补救性

PCI，如需要可进行延迟的冠状动脉造影）。常规 PCI 组 98.5% 的病人溶栓后平均 2.8 小时后接受导管术，对照组 88.7% 的病人 32.5 小时后接受导管术。常规 PCI 组的 30 天主要终点事件（死亡、再梗死、反复心肌缺血、心力衰竭新出现/加重、心源性休克）率显著低于对照组（11.0% $vs.$ 17.2%，RR：0.64，95%CI：0.47～0.87，$P=0.04$）。提示对于高危的接受溶栓 STEMI 病人，溶栓后 6 小时以内接受 PCI 术可以获得比标准治疗更低的缺血并发症。

虽然目前的相关指南并不支持于溶栓后立刻或尽快进行常规 PCI 手术，但多项临床研究均提示与标准治疗相比，常规 PCI 可降低病人的缺血风险（图 6-2）。至少有一个概念已经明确，那就是"溶栓治疗并不是最后的答案（thrombolysis is not the final solution）"，溶栓治疗后应该密切观察病人，如没有再灌注表现则应该进行补救性 PCI（详见前一章），对高危病人于溶栓后早期进行冠状动脉造影是一个有证据支持的选择。

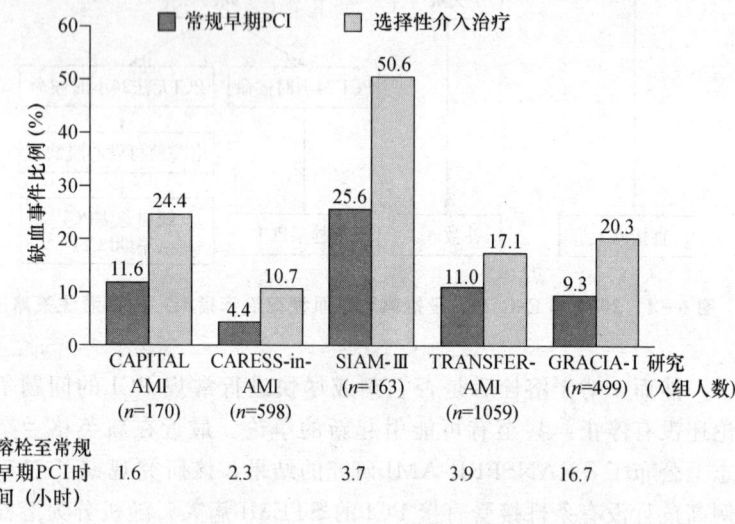

图 6-2 溶栓后早期常规 PCI 与选择性介入策略的对比研究结果

三、STEMI 的早期 PCI

早期 PCI 是指 STEMI 病人接受或没有接受溶栓治疗，起病 12 小时后病人仍有胸痛的表现或复发出现胸痛或病人出现心力衰竭/血流动力学不稳定时，需要进行的 PCI 手术。

接受或没有接受溶栓治疗的 STEMI 病人于起病后 12~24 小时出现心绞痛的可能原因为：(1) 溶栓成功后的早期复发缺血；(2) 溶栓不成功/没有进行溶栓治疗，起病时间难以判断或判断错误；(3) 非梗死相关血管（IRA）病变导致的缺血。这些病人已经超出急诊 PCI 时间窗，对这些病人是否需紧急行 PCI 干预的资料有限，目前没有相关的临床试验和循证医学根据，但 MI 后 12~24 小时内（早期）对仍导致缺血的、持续未开通的 IRA 行 PCI 干预的观点相对统一。2007 年的 ACC/AHA《ST 段抬高型心肌梗死治疗指南》更新及 2008 年新版的 ESC《ST 段抬高型心肌梗死治疗指南》中，把这类病人的适应证定为 IIa 类适应证，C 级证据。

在接受或没有接受溶栓治疗的 STEMI 病人中，于起病后 12~24 小时出现心力衰竭或出现电不稳定时，目前虽然没有相关的临床试验和循证医学根据证明早期 PCI 是否获益，但专家倾向于早期进行冠状动脉造影及 PCI 手术，以期通过改善心肌缺血来使病人状况趋于稳定。对心力衰竭病人的 PCI 手术，除干预 IRA 以外，还应该干预心外膜主要血管的严重狭窄病变，通过更为"完全"的血运重建来改善病人的预后。2007 年的 ACC/AHA《ST 段抬高型心肌梗死治疗指南》更新中认为对这类病人实施 PCI 术是一种有理由的选择，为 IIa 类适应证，C 级证据。

在接受或没有接受溶栓治疗的 STEMI 病人中，如病人出现心源性休克，是严重不良预后的表现，死亡率高达 90% 以上。在 SHOCK 研究中，积极的血运重建术（PCI 和 CABG）能显著降低这类病人的死亡率。因此对于 STEMI 病人如起病 36 小时以内、出现休克 18 小时以内，应该积极采取冠状动脉造影和随后的血运重建术治疗，与此同时还要进行抗休克、IABP 及机械并发症的处理。如实施 PCI 术，除干预 IRA 以外，还应该干预心外膜主要血管的严重狭窄病变，通过更为"完全"的血运重建来改善病人的预后。2007 年的 ACC/AHA《ST 段抬高型心肌梗死治疗指南》更新中对年龄<75 岁的休克病人，如适合进行血运重建术，建议积极治疗，属Ⅰ类适应证，B 级证据。对于年龄>75 岁的休克病人，采取积极的血运重建术是有理由的选择，为Ⅱa 类适应证，B 级证据。在 2008 年新版的 ESC《ST 段抬高型心肌梗死治疗指南》中也提出同样的建议。

四、STEMI 的延迟 PCI

延迟 PCI 是指发病 12 小时内接受或未接受再灌注治疗的 STEMI 病人，在起病 2 天至数周后常规进行 PCI。有研究表明，错过急诊血运重建的患者，择期 PCI 仍能通过改善局部血流，促进坏死区的愈合，抑制梗死区扩展和左心室扩大，改善梗死后左心室重构，增加灌注，挽救"冬眠"或"顿抑"心肌，增加梗死区周边侧支循环，而增加临床获益。大约 60% 的急性心肌梗死患者存在侧支循环，可能是侧支循环的存在保护了存活的心肌。此外，急性心肌梗死患者罪犯血管也常常没有完全闭塞，少量的前向血流也可以保护存活心肌。

在临床工作中，对暂时不具备进行急诊 PCI 条件的地区，更多的 STEMI 患者难以在时间窗内接受 PCI 治疗，大多数没有接受再灌注治疗最终进行择期 PCI。在西方，有超过 50% 的患者是在 AMI 后的亚急性期行择期 PCI，并且很多情况下是对无心绞痛或仅有轻微心绞痛的患者进行择期 PCI，这在美国心脏病学会/美国心脏学会（ACC/AHA）所制订的最新《ST 段抬高型心肌梗死治疗指南》中是Ⅱb 或Ⅲ类适应证，然而这种方法却被心内科医师广泛接受并被认为可以改善左室功能，择期 PCI 由于消除残余心肌缺血，减轻对机体神经内分泌系统激活，使 AMI 近期（半年内）血浆去甲肾上腺素（NE）、肾素（RA）、血管紧张素 II（Ang II）浓度下降，并抑制左心室重塑，改善 AMI 患者的远期预后，然而，这些观点大多源自一些小样本的临床研究或实验研究，还没有得到大规模的临床证验所证实。

BRAVE-2 研究评价了 365 例发病 12～48 小时（中位数 23 小时）就诊的急性 STEMI 患者，已无症状。进门-球囊中位时间为 1.7 小时。结果发现，PCI 组患者的左心室梗死范围小于对照组（中位数分别为 8% 和 13%），死亡、再梗死或卒中的发生率低于对照组（4.4% vs. 6.6%），但两组间差异无显著性。

ALKK 研究分析了 AMI 数天后无缺血症状患者在亚急性期（1～6 周）行择期 PCI 和药物治疗的临床预后，结果第 1 年免于再梗死、再次 PCI 或 CABG、因严重心绞痛而入院的几率在介入组是 90%，药物治疗组是 82%，无统计学差异（$P=0.06$）。延长随访期限达 56 个月时，两组在生存率上有了显著性的差异，介入组和药物治疗组分别为 96% 和 89%（$P=0.02$），并且再梗死、需再次行 PCI 或 CABG 治疗的差别也显示出来，介入组为 20%，药物治疗组为 34%（$P=0.05$），均明确证实择期介入治疗组优于药物治疗组。

随着药物治疗等冠心病治疗管理的进步，DECOPI 研究中 109 例 STEMI 患者于发病 2～15 天行延迟 PCI，尽管 6 个月随访时左心室射血分数及动脉开通率均显著高于药物治疗组，但平均近 3 年的随访结果表明，两组一级终点事件（心源性死亡、再梗死或室性心动过速）发生率无显著差异。2006 年 AHA 会上报道了闭塞动脉试验（OAT）结果，该试验纳入 2166 例存在完全冠状动脉闭塞的心肌梗死患者，研究者比较了单用药物治疗和晚期再灌注治疗（心肌梗死后 3～28 天行 PCI 加支架置入）的疗效，平均 3 年的随访结果显示，晚期再灌注组和单用药物治疗组的死亡、再发心肌梗死和心力衰竭发生率间无显著差异，但前者心肌梗死复发及非治疗相关事件有增多趋势，而且心脏损伤标志物和生化指标水平升高情况多见。OAT的子研究——TOSCA-2结果显示，晚期再灌注治疗1年后患者梗死相关动脉保持开放比例（83%）高于药物治疗者（25%），但是两组患者的射血分数无显著差异。该研究证实心肌梗死后晚期再灌注不能减少心血管并发症，也无助于改善心脏泵血功能。

心肌梗死后稳定型心绞痛患者从介入治疗中获益的观点不断受到挑战，新的研究表明最佳药物治疗与择期开通梗死相关动脉对病情稳定的AMI患者的死亡、心力衰竭和再梗死累积发生率等远期预后指标的影响并无区别。故对丧失急诊血运重建时机而临床状况稳定的AMI患者是否行择期血运重建仍存在很大争议。2007年ACC/AHA/SCAI《经皮冠状动脉介入治疗指南》推荐STEMI超过24小时者，可考虑对明显狭窄的梗死相关动脉行PCI（Ⅱb类适应证），对于伴一支或两支血管病变的完全闭塞性梗死相关动脉，如患者无症状，血流动力学和电生理稳定，没有严重缺血证据，不建议行PCI（Ⅲ类）。2008年的ESC《ST段抬高型心肌梗死治疗指南》同样指出，对STEMI伴一支或两支血管病变的完全闭塞性梗死相关动脉，如患者无症状，血流动力学和电生理稳定，没有严重缺血证据时，不建议行PCI（Ⅲ类）。

OAT研究结果公布后，有些医生认为既然介入治疗与保守策略疗效相当，那么所有病人急性期过后只要采取积极的二级预防就足够，这种观点有偏激之嫌，首先OAT研究是在了解冠状动脉病变的基础上进行治疗决策的选择，其次OAT研究大多为低危病人，不能把这个结果推而广之用在所有的病人身上。对于溶栓或没有溶栓的STEMI病人，急性期过后很多病人需要进行冠状动脉造影进一步评估病人的风险以及是否有降低病人风险的可能。2008年的ESC《ST段抬高型心肌梗死治疗指南》

对冠状动脉造影的建议如表 6-2。

表 6-2 2008 年的 ESC 指南对冠状动脉造影的建议

推荐意见	推荐类别	证据水平
有溶栓失败或未确定成功的证据：立即行冠状动脉造影	Ⅱa	B
再发缺血，溶栓成功再次闭塞：立即行冠状动脉造影	Ⅰ	B
有溶栓成功的证据：溶栓开始后 3～24 小时行冠状动脉造影	Ⅱa	A
不稳定且未接受再灌注治疗的患者：立即行冠状动脉造影	Ⅰ	C
稳定但未接受再灌注治疗的患者：出院前行冠状动脉造影	Ⅱb	C

而对于溶栓后有自发或诱发心肌缺血或血流动力学不稳定者进行选择性 PCI，DANAM Ⅰ 研究和 Dakik 等人的研究均显示，介入治疗组与药物治疗组在 2.4 年的死亡率分别为 3.0% 和 4.9%，无统计学差异；但与药物治疗组相比，介入治疗组再梗死率较少（5.6% vs. 10.5%，$P=0.038$），因不稳定型心绞痛而入院的患者更少（17.9% vs. 29.5%，$P<0.00001$），1 年、2 年和 3 年主要终点事件（死亡、再梗死及不稳定型心绞痛）的发生率，介入治疗组（15.4%、23.5% 和 31.7%）较药物治疗组（29.5%、36.6% 和 44%）明显下降（$P<0.00001$）。因此，对于溶栓成功后有自发或诱发心肌缺血或血流动力学不稳定者应立即行冠状动脉造影检查，因为发生自发性心肌缺血或轻微活动时心肌缺血常常提示溶栓后再梗死或不完全再通等可能，再发心肌缺血患者的长期和短期死亡率均明显增高。而对于溶栓成功后无再发心肌缺血表现的患者进行常规 PCI 的临床获益尚未证实。2005 年欧洲心血管病学会（ESC）的《经皮冠状动脉介入治疗指南》推荐（Ⅰ类）：溶栓成功后应常规进行冠状动脉

造影，如果病变合适，实施 PCI。而 2005 年 ACC/AHA/SCAI 的《经皮冠状动脉介入治疗指南》只认为 PCI 可作为溶栓后侵入性治疗策略的一部分（Ⅱb 类）。

五、NSTEMI 的择期介入治疗

对于 STEMI 的患者，早期介入治疗能迅速开通闭塞冠状动脉恢复供血，已经得到公认；而对于 NSTEMI 的介入治疗，时机的选择仍是争论的焦点。早期保守治疗又称选择性介入治疗，是指先强化药物治疗再根据有无心绞痛发作或客观缺血证据决定是否行冠状动脉造影和 PCI。而早期介入治疗是指常规先行冠状动脉造影，再根据造影结果决定施行 PCI 或冠状动脉旁路移植术（CABG）。无论是早期介入治疗还是择期介入治疗，药物干预仍是治疗的基石。对不稳定性斑块"冷却（cooling）"起作用的药物主要有低分子肝素、普通肝素、血小板Ⅱb/Ⅲa 受体拮抗剂、吡啶类抗血小板药、阿司匹林、硝酸酯类、β 受体阻滞剂及他汀类药物等。目前不主张对所有 NSTEMI 患者均行早期介入治疗。

FRISCⅡ研究将 NSTEMI 患者分为早期介入治疗和保守治疗两组，发现随访 1 年后的死亡和心肌梗死的联合终点发生率在早期介入组优于保守治疗组。进一步研究分析显示，肌钙蛋白 T 阳性患者在早期介入治疗组联合终点发生率低，而肌钙蛋白阴性者无明显差异。RITA-3 研究显示早期介入治疗对 NSTEMI 患者的获益主要在于心绞痛症状的缓解上，而且早期介入治疗并不增加死亡或心肌梗死的发生。TACTICS TIMI-18、TIMACS 研究同样支持早期介入治疗，且提出高危患者获益更明显。这些结果均提示早期介入治疗是比较理想的，因为其具有减少再梗死的长期效果，且主要获益主要集中在高危患者人群。

理论上，及早 PCI 处理 NSTEMI 的罪犯病变，改善缺血、梗死区域供血，会给患者带来明显益处，但过早对这些非闭塞病变进行 PCI 存在如下风险：冠状动脉远端栓塞（血栓、斑块碎片）、无再流（微血管堵塞）、激活血小板、激发血栓形成、加重炎症、操作并发症（穿刺血管和其他）以及再灌注心肌损伤等。尤其对于女性 NSTEMI 患者，因并发症发生率明显增高，早期介入策略受到质疑。VANQUISH 发现，早期介入组的 1 年死亡或心肌梗死发生率高于保守治疗组，死亡发生率早期治疗组也高于保守治疗组。该试验提示，NSTEMI 患者早期介入治疗并不比保守治疗获益更大，甚至增加死亡或心肌梗死的风险。ICTUS 研究中因为使用了支架以及血小板 GP Ⅱb/Ⅲa 受体拮抗剂而使结果更具有说服力，该试验入选均有肌钙蛋白升高的患者，早期介入治疗组与择期介入治疗组的 1 年累计事件发生率及死亡率无统计学差异，1 年累计心肌梗死发生率早期介入组明显高于择期介入治疗组，但再入院的比例早期介入组要少于择期介入组。结果提示，在优化的药物治疗的基础上，NSTEMI 患者早期介入治疗并不优于择期介入治疗。

OASIS-5 亚组研究中针对女性患者进行了进一步分析，该亚组研究中女性患者随机接受早期介入治疗（适合者 7 日内介入治疗）或选择性介入治疗（只对在住院期间或运动负荷试验中出现严重缺血或有症状者行冠状动脉介入治疗）。两年多的随访中，两组主要终点事件发生率无显著差异，复合终点事件（死亡、心肌梗死、缺血事件复发）发生率无显著差异。早期介入治疗组死亡率呈增高趋势，严重出血事件发生率显著高于选择性介入治疗组。研究显示，年龄、病理解剖、病理生理等因素决定女性患者是否受益，病死率增高的原因不清楚，但认为与女性的冠状动脉直径小和高血压心脏病有一定关系。与男性比较，接受 PCI 治疗的女性年龄偏大，存在高血压病、糖尿病、高胆固醇血症和并存其他疾病者较多，女性患者进行 PCI 时血管并发症、冠状动脉夹层和穿孔的发生率高，这也与女性血管直径小有关。尚需要大样本随机试验来决定女性 NSTEMI 患者的最佳治疗策略，但目前证据显示女性 NSTMI 患者择期介入治疗是可行的。

2005 年 Mehta 等在 JAMA 上公布的一项包括 RITA3、TIMI-18 等 7 个临床试验的荟萃分析显示，早期介入治疗在减少 MI、缓解严重心绞痛及降低再入院率方面明显优于择期进行的介入治疗，但这种益处主要表现在出院后。早期介入治疗使院内病死率增加 60%，死亡或 MI 发生率增加 36%。而对 1999 年以后进行的 3 个试验进行的亚组分析发现，肌钙蛋白阳性患者早期介入治疗可明显降低死亡或 MI 的发生。

因此，目前提倡在药物干预的前提下，对患者进行危险分层，常用的评分系统有 TIMI 危险评分、GRACE 风险评分和 PURSUIT 风险模型等，从而决定是否早期进行介入治疗。低危者急性期可行内科保守药物治疗，择期行冠状动脉造影或 PCI。高、中危者在积极药物治疗基础上急诊行冠状动脉造影和 PCI。

六、小结

在 STEMI 的急性期治疗过程中，再灌注治疗是核心治疗，与溶栓治疗相比，直接 PCI 的效果更好。而由于不同原因最终选择择期 PCI 治疗策略，其对 STEMI 患者预后的影响目前争议较大。目前的指南并不支持于溶栓后立刻或尽快进行常规 PCI 手术，但多项临床研究均提示与标准治疗相比，常规 PCI 可降低病人的缺血风险。溶栓治疗后应该密切观察病人，对高危病人于溶栓后早期进行冠状动脉造影是一个有理由的选择。早期 PCI 对接受或没有接受溶栓治疗的 STEMI 病人于起病后 12~24 小时出现的心绞痛的治疗作用已被肯定。对心力衰竭或出现电生理状态不稳定、心源性休克的 ST 段抬高型心肌梗死病人进行积极的血运重建术（PCI 和 CABG）能显著降低这类病人的死亡率，这在 2007 年的 ACC/AHA《ST 段抬高型心肌梗死治疗指南》更新和 2008 年的 ESC《ST 段抬高型心肌梗死治疗指南》中已被肯定。对于延期 PCI，目前并不主张对没有症状的、血流动力学稳定的、闭塞的 IRA 进行干预。

（陈纪言　董豪坚）

参考文献

1. Dalby M, Bouzamondo A, Lechat P, et al. Transfer for primary angioplasty versus immediate thrombolysis in acute myocardial infarction: a meta-analysis. Circulation, 2003, 108: 1809 - 14.
2. Keeley EC, Boura JA, Grines CL. Comparison of primary and facilitated percutaneous coronary interventions for ST-elevation myocardial infarction: quantitative review of randomized trials. Lancet, 2006, 367: 579 - 588.
3. Polonski L, Gasior M, Wasilewski J. Outcomes of primary coronary angioplasty and angioplasty after initial thrombolysis in the treatment of 374 consecutive patients with acute myocardial infarction. Am Heart J, 2003, 145 (5): 855 - 861.
4. Scheller B, Hennen B, Hammer B. Beneficial effects of immediate stenting after thrombolysis in acute myocardial infarction. J Am Coll Cardiol, 2003, 42 (4): 634 - 641.
5. Van de Werf F, Bax J, Betriu A, et al. Management of acute myocardial infarction in patients presenting with ST-segment elevation: the Task Force on the Management of ST-Segment Elevation Acute Myocardial Infarction of the European Society of Cardiology. Eur Heart J, 2003, 24 (1): 28 - 66.
6. Antman EM, Hand M, Armstrong PW, et al. 2007 Focused update of the ACC/AHA 2004 guidelines for the management of patients with ST-elevation myocardial infarction: a report of the American College of Cardiology/American Heart Association Task Force on Practice Guidelines: developed in collaboration with the Canadian Cardiovascular Society en-

dorsed by the American Academy of Family Physicians: 2007 Writing Group to Review New Evidence and Update the ACC/AHA 2004 Guidelines for the Management of Patients with ST-Elevation Myocardial Infarction, writing on behalf of the 2004 Writing Committee. Circulation, 2008, 117: 296-329.
7. Cantor WJ, Fitchett D, Borgundvaag B, et al. Routine early angioplasty after fibrinolysis for acute myocardial infarction. N Engl J Med, 2009, 360: 2705-2718.
8. Hochman JS, Lamas GA, Buller CE, et al. Coronary intervention for persistent occlusion after myocardial infarction. N Engl J Med, 2006, 355: 2395-2407.

第七章　PCI、单纯药物或冠状动脉旁路移植术（CABG）的决策实践

要点：

- 药物治疗（包括 β 受体阻滞剂、血管紧张素转换酶抑制剂、他汀类、阿司匹林和硝酸酯类）可用于稳定型心绞痛患者的治疗。
- CABG 可使有多支血管病变合并糖尿病或左心功能不全的患者通过接受左乳内动脉桥获益。
- PCI 与 CABG 的 5 年死亡率和心肌梗死发生率相当，药物洗脱支架与 PCI 及裸金属支架相比能明显降低再次血运重建的发生率。
- 冠心病治疗策略的选择并不是通过简单的建议就能解决，对每一个接受血运重建治疗的冠心病患者均应仔细评价他们的获益风险比。

冠心病的现代治疗是药物治疗、经皮冠状动脉介入（PCI）治疗和冠状动脉旁路术（CABG）三种主要的传统治疗方法的有机结合，基因、细胞治疗等新的治疗方法也为冠心病的治疗提供了新的研究方向。药物治疗是冠心病治疗的基石，近年来，新型抗血小板及抗凝药物、他汀类调脂药物、血管紧张素转换酶抑制剂（ACEI）、β 受体阻滞剂的广泛使用及多重危险因素综合控制等方面的进展，使药物治疗的效果大为改善；而在介入

治疗方面,经过 30 多年的发展,不断有新的技术问世,从早期的单纯球囊扩张,到定向旋切、高频旋磨等斑块消蚀技术的发明,尤其是支架的诞生明显改善了介入治疗的效果,而本世纪初开始使用的药物洗脱支架(drug-eluting stent,DES),克服了裸金属支架(BMS)再狭窄率高的缺点,远期疗效也明显提高;外科 CABG 手术的操作技术和效果也在不断进步,动脉化旁路手术的开展,极大提高了移植血管桥的远期开通率,微创冠状动脉旁路移植手术及非体外循环的 CABG 术均在很大程度上减少了手术创伤及围术期并发症的发生。但这三种治疗方法本身均存在一定程度的局限性,随着技术与药物研究的进展,以及对冠心病不同临床类型的病理生理机制认识的不断深入,冠心病的治疗选择也越来越多样化,临床实践中应根据患者的具体情况,遵循循证的原则,个体化地为患者制订最合适的治疗方案。

一、药物治疗与 PCI 的选择

1. 稳定性冠心病治疗选择

PCI 可有效降低 ST 段抬高型急性心肌梗死(STEAMI)和非 ST 段抬高型高危急性冠状动脉综合征(NSTEACS)患者的死亡率。临床实践中 PCI 也常用于稳定型心绞痛患者的干预,对稳定性冠心病患者而言,PCI 能明显减少心绞痛的发生并改善患者的生活质量,但 PCI 治疗是否也能减少稳定性冠心病患者的死亡率一直存在争议。Katritsis 等对 11 个随机试验的荟萃分析显示,在无新近心肌梗死(MI)的慢性稳定型心绞痛患者中,与药物保守治疗相比,PCI 并不减少死亡、MI 与以后血运重建的需要。

而 2007 年发表的 COURAGE 研究对此也提出相同的观点。COURAGE 研究排除了具有射血分数低、心绞痛(CCS Ⅳ级)以及抗心绞痛药物治疗效果差等临床特征的患者后,共入选稳定性冠心病患者 2287 例，将其随机分为优化药物治疗组和优化药物治疗加 PCI 组，平均随访 4.6 年（2.5～7 年），结果发现优化药物治疗组和优化药物治疗加 PCI 组的 MI 和死亡发生率相似（联合 PCI 组 19% vs. 单纯药物组 18.5%，$P=0.62$）；死亡、MI 和卒中联合终点在联合 PCI 组和单纯药物治疗组相似（联合 PCI 组 20% vs. 单纯药物组 19.5%，$P=0.62$），因急性冠状动脉综合征（联合 PCI 组 12.4% vs. 单纯药物组 11.8%，$P=0.56$）或心肌梗死（联合 PCI 组 13.2% vs. 单纯药物组 12.3%，$P=0.33$）而再住院者的比例在两组之间也相似。但平均 4.6 年的随访期中联合 PCI 组再血管化率（联合 PCI 组 21.1% vs. 单纯药物组 32.6%，$P<0.001$）和无心绞痛生存率（PCI 组 vs. 单纯药物组：1 年 66% vs. 58%，$P<0.001$；3 年 72% vs. 67%，$P=0.02$）均优于药物治疗组。5 年随访发现，两组心绞痛缓解率无差异，可能与药物治疗组中 1/3 的患者在随访期间因症状无法控制而接受血管重建治疗有关。

PCI 治疗未能减少死亡和 MI 的原因是多方面的，首先，稳定型心绞痛的病理基础是在固定狭窄导致心肌耗氧量增加的情况下心肌供血的不足，而这些病变往往相对比较稳定，病变进展慢，加上积极的抗血小板和调脂药物治疗，发生急性冠状动脉事件的近期风险较低；其次，病理研究显示，有相当部分（68%）的患者发生急性心肌梗死前其冠状动脉病变的狭窄程度<50%，而这些病变并非是 PCI 介入干预的对象，鉴于动脉粥样硬化病变常为弥漫性，PCI 治疗的靶病变外的同一血管或其他血管中往往同时存在许多狭窄程度并不严重的病变，但可成为未来发生急性冠状动脉事件的原因，病变的稳定性而非狭窄程度与未来发生急性冠状动脉事件的相关性更高。另外，目前对抗血小板、调脂治疗等的认识不断更新，包括多重危险因素控制和生活方式干预在内的强化药物治疗能够稳定斑块，预防心肌梗死和死亡的发生，包括 β 受体阻滞剂和硝酸酯类抗心肌缺血药物

的广泛应用使心绞痛能有效控制,因此优化药物治疗也可明显降低这部分患者严重冠状动脉事件的远期风险。COURAGE研究结果的公布对稳定性冠心病患者的治疗选择提供了重要的参考,并再次肯定了药物治疗在冠心病中的重要地位。

但COURAGE研究的局限性也值得关注:(1)研究的入选人群排除了较高危患者,如左主干病变、有并发症的心肌梗死后患者以及左室射血分数低的患者;(2)4.6年随访中近1/3(32.6%)的药物治疗组患者因各种原因(主要是心绞痛控制不佳)交叉到PCI组,因此在优化药物治疗组中其良好的治疗效果在相当比例的病人中仍然是在与介入治疗有机结合后获得的,这无疑会使研究结果的评价发生偏差;(3)PCI组的手术即刻成功率较低(89%),且手术成功患者中达到完全血运重建的比例未见报告,14.5%的病变仅进行了单纯的球囊扩张,支架置入比例过低,11%的患者未接受任何血运重建,这些因素均可能会减低PCI干预效果的评价;(4)研究中的优化药物治疗组干预强度比较大,他汀和阿司匹林的使用率均在90%以上,在研究结束时患者的血压控制在120/70 mmHg左右,而LDL-C更是控制在72 mg/dl左右,这些都远低于目前指南对稳定型心绞痛所建议的治疗目标值,且在临床实践中要达到这样低的目标并非是容易的事。

因此,对于稳定性冠心病应强调优化药物治疗作为综合治疗的基石,对患者的危险因素进行全面、有效的干预;对于其中较高危的或者药物治疗疗效不满意的患者,采用包括PCI在内的血运重建治疗无论对于改善预后还是缓解症状都有着不可替代的作用。COURAGE试验核医学亚组分析显示,与单纯规范的药物治疗相比,在规范的药物治疗基础上行PCI能明显减轻心肌缺血,尤其是对于治疗前存在中、重度心肌缺血的患者。在PCI后心肌缺血减轻的患者中,PCI能降低未校正的死亡与MI风险,显示了心肌缺血与不良预后之间的关系。COURAGE

试验的生活质量分析也显示，在优化药物治疗的基础上行 PCI 能更好地改善 24 个月内心绞痛症状和自测健康状况，术前心绞痛症状较严重或较频繁者从 PCI 中获益更大。

对于存在严重或较大面积心肌缺血的患者，成功的 PCI 能通过减少心肌缺血的发生而改善患者的预后。Schomig 等最近发表了一项包括 17 个随机试验的荟萃分析，研究显示，与单纯规范的药物治疗相比，以 PCI 为基础的治疗策略有望改善存在中、重度心肌缺血的稳定性冠心病患者的长期生存率。该荟萃分析共入选 7513 例稳定性冠心病患者，3675 例与 3838 例患者分别接受 PCI 与药物治疗，平均随访 51 个月（12～122 个月）。结果显示，与药物治疗相比，PCI 使全因死亡减少 20%（OR 0.80，95% CI 0.64～0.99），心源性死亡减少 26%（OR 0.74，95% CI 0.51～1.06），非致死性 MI 减少 10%（OR 0.90，95% CI 0.66～1.23）。MASS Ⅱ 研究比较了药物、PCI 和 CABG 治疗存在多支血管病变的稳定性冠心病患者的结果，随访 5 年中尽管 PCI 治疗组与药物治疗组比较总死亡率的差异未达到统计学意义，但是 PCI 组非致死性心肌梗死发生率有少于药物治疗组的趋势（PCI 组 11.2% *vs.* 单纯药物治疗组 15.3%）。

因此，我国 2009 年《经皮冠状动脉介入治疗指南》中，针对稳定型心绞痛患者，建议对多数轻度心绞痛（CCS 分级 Ⅰ 或 Ⅱ 级）患者可优先选择药物治疗，而对心肌缺血症状较重或希望保持良好体能的有症状患者可考虑优选 PCI。并认为有中、重度心肌缺血的稳定性冠心病患者，PCI 治疗可改善其长期生存率。PCI 应主要用于有效药物治疗的基础上仍有症状的患者以及有明确的较大范围心肌缺血证据的患者。

2. 梗死相关动脉延迟开通还是药物治疗

急性 ST 段抬高型心肌梗死（STEMI）采用早期开通梗死相关动脉（IRA）的再灌注治疗可以降低患者病死率、缩小梗死面积、改善心功能，治疗效果得到公认。但在实际临床工作中，大量患者因无条件或入院延迟等原因未能接受早期再灌注治疗。研究表明，这类患者 IRA 在梗死后 24 小时处于闭塞状态，在 15 天时仍有 53% 的 IRA 是闭塞的。这一人群的 IRA 在晚期（数天至数周）是否需要开通目前存在争议。

理论上认为即使是 IRA 的延迟开通，也有助于防止左心室重构，改善心功能，维持梗死边缘区域心电稳定性从而减少恶性室性心律失常的发生，并可向其他冠状动脉血管床供血区域提供侧支循环，预防缺血事件。有关晚期开通 IRA 的临床试验大多规模较小，TOM II S 前瞻性研究入选 44 例 Q 波心肌梗死患者，接受经皮冠状动脉介入治疗（PCI）组在 6 周内开通闭塞的 IRA，结果显示 IRA 开通组静息状态下左室射血分数（LVEF）值较 IRA 闭塞组有显著提高。DECOPI 试验入选 212 例患者，结果显示，6 个月随访时 PCI 组 LVEF 值较药物治疗组提高了 5%，平均随访 34 个月，两组终点事件发生率差异无统计学意义，但 PCI 组花费较高。这些研究样本太小，且有些研究结果相互矛盾。

2006 年 12 月发表的 OAT 研究对晚期开通 IRA 的理论假说提出了质疑，认为晚期开通 IRA 不能降低终点事件发生率，反而使非致死性心肌梗死有增多趋势。

OAT 研究入选 2166 例心肌梗死（MI）后 3~28 天、造影显示 IRA 完全闭塞（TIMI 0~1 级）的"高危"患者，其左室射血分数（LVEF）<50%（超声心动图、核素显像或左室造影）和（或）供血区有较大的主要冠状动脉近端闭塞。排除标准包括心力衰竭（NYHA III~IV 级）、休克、血肌酐 >221 μmol/L（2.5 mg/dl），造影显示严重左主干或三支血管病变，有静息心绞痛或运动试验时有严重缺血的患者。全部患者随机入选 PCI + 药物治疗组（1082 例）或单纯药物治疗组（1084 例）。药物治疗包括阿司匹林、抗凝治疗、血管紧张素转换酶抑制剂（ACEI）、β 受体阻滞剂及降脂药物。在研究初期置入支架的患者噻吩吡啶类药物仅使用 2~4 周，研究过程中根据循证医学证据将抗血小板治疗延长至 1 年。主要终点为全因死亡、再次 MI 或 NYHA Ⅳ级心力衰竭的联合终点。PCI 组手术成功率为 87%，药物治疗组中有 27 例（3%）在 30 天内、另 63 例（6%）在 30 天后转到 PCI 组。1 年后造影随访 PCI 成功的患者中 83% IRA 仍通畅，而药物治疗组仅 25% 再通。两组平均随访 3 年（1059±11 天），联合终点无显著差异（PCI 组 17.2% vs. 药物治疗组 15.6%，$P=0.20$）。但开通 IRA 的 PCI 组患者再发非致死性 MI 的风险有增加的趋势（PCI 组 6.9% vs. 药物治疗组 5.0%，$P=0.08$）。研究者对病情稳定、存在高危因素的 IRA 闭塞者，于 MI 后 3~28 天（中位数 8 天）常规行 PCI，平均随访 3 年，长期疗效并不优于理想的药物治疗，与药物治疗相比 PCI 有增加再梗死的趋势。

但 OAT 研究引起了广泛的争议，由于研究本身所存在的缺陷使其结论具有明显的局限性。这些争议包括：（1）入选时间过长，入选患者人数较少导致研究效力下降和代表性有限：该研究计划入选 3200 例 AMI，但结果在长达 5 年的入选时间内，最终仅入选了 2166 例患者，这些患者来自 26 个国家 200 多个中心，平均每个中心入选 10.8 例患者，即每年每中心仅入选 2 例患者，对于一个医学中心而言，很难想象每年仅有 2 例符合研究条件的患者，遗憾的是该研究作者并没有解释剔除其余患者的具体原因，因此，这些入选患者的代表性存在很大的疑问，不能够反映临床实践的全貌；（2）OAT 研究入选的患者仅仅占众多 AMI 患者的极小部分，病变代表性有限：该研究入选的患者绝大部分为单支血管病变，而且约 50% 为右冠状动脉病变，大约 90% 的闭塞血管远端已有侧支循环形成，90% 患者无或仅有轻度心肌缺血，同时该研究剔除了存在左主干病变、小血管病变、严重成角病变和肾功能不全的患者，因此 OAT 研究中入选的患者并不能充分反映我们临床工作中所面临的实际情况；

(3) OAT 的研究对象多为存活心肌较少的患者：研究提出了静息心绞痛和负荷试验中出现严重心肌缺血的患者；(4) OAT 研究长期临床随访率较低：第二年即有近一半的患者失访，其 2 年临床随访率为 66%，3 年降低至 44%，4 年随访率为 25%，5 年随访率仅为 8%，这个缺陷将进一步降低 OAT 研究的效力；(5) PCI 选择时机有待商榷，过早地开通 IRA 可能不利：研究中选择 PCI 的中位数时间是梗死后 8 天，25 百分位数是 5 天，75 百分位数是 16 天，意味着 25% 患者在梗死后 5 天内进行了 PCI 治疗，梗死后过早实施 PCI，因血小板高活性、病变不稳定等因素，易发生无血流或慢血流、缺血再灌注损伤等，OAT 研究中慢血流和无复流的发生率高（18%），可能会导致该组术后再发 MI 的几率增加；(6) OAT 研究中 18% 的多支血管病变患者没有进行完全血运重建，仅有 8% 的患者使用了药物洗脱支架 (DES)，1 年冠状动脉造影随访结果显示 PCI 治疗组血管开通率仅为 89%，如果普遍使用 DES 而提高血管开通率，这在一定程度上可能会对临床结果产生影响。

综上所述，OAT 研究是一个评估低危（单支病变、侧支供血良好、症状轻微）AMI 患者治疗策略的临床研究，结果仅适用于极小部分心肌梗死患者，不宜无限扩大其适用范围。OAT 研究结果也不适合于慢性完全闭塞病变（CTO）患者。

目前已有大量研究表明 CTO 病变血管的成功开通可以改善患者的长期预后，改善心功能并降低死亡率。在这些研究中，最具影响的为 Suero 等对 20 年间应用 PCI 治疗 CTO 病变后生存率变化的回顾性分析。该研究入选了单中心 20 年间 2007 例 CTO 病变患者（不包括桥血管闭塞病变），与 PCI 治疗成功的患者相比，PCI 治疗失败患者其住院期间严重心脏不良事件的发生率较高（5.4% $vs.$ 3.2%，$P=0.02$），10 年临床随访结果显示，CTO 病变经 PCI 治疗成功患者其 10 年生存率与非 CTO 病变相似，同时显著高于 PCI 治疗失败患者（10 年生存率：

PCI 成功组 73.5% vs. PCI 失败组 65.0%，$P=0.002$）。与之相似，在 TOAST-GISE 研究中也证明了开通 CTO 病变的益处，该研究结果表明，与 PCI 治疗失败者相比，PCI 治疗成功的患者的 1 年心源性死亡率或 MI 发生率（1.05% vs. 7.23%，$P=0.005$）、需要 CABG 患者比例（2.45% vs. 15.7%，$P<0.0001$）明显降低，其 6 年死亡率为 1.1%。

OAT 研究认为低危患者不推荐对闭塞的 IRA 进行开通而应该长期进行强化药物治疗。然而，对于中高危患者则应该在强化药物治疗基础上选择合适的时机对闭塞 IRA 行 PCI 治疗，以降低 PCI 危险，改善临床症状，改善预后。

我国 2009 年《经皮冠状动脉介入治疗指南》中，对于早期溶栓成功或未行溶栓患者，推荐对病变适宜 PCI 且有再发 MI 的表现、有自发或诱发缺血表现或有心源性休克或血流动力学不稳定者行择期 PCI（Ⅰ类推荐），而对 LVEF≤40%、心力衰竭、严重室性心律失常者行择期 PCI（为Ⅱa 类推荐），不推荐对 IRA 完全闭塞、无症状的 1~2 支血管病变、无严重缺血表现且血流动力学和心电学稳定的患者在发病 24 小时后常规行 PCI。

二、CABG 与 PCI 的选择

PCI 具有创伤小、不需要全身麻醉与体外循环、患者痛苦与并发症均较少、术后康复较快等优点，在紧急情况下还能迅速实现血管重建；与 CABG 相比，更适合心功能尚好、1~2 支血管病变或者无糖尿病的多支血管病变，这些观点已被普遍接受。随着 PCI 技术和器械的不断改进与经验积累，其适应证范围亦逐渐扩大。然而，PCI 的疗效受支架内再狭窄和支架血栓的局限，在部分 CTO 病变或弥漫性病变中，PCI 的应用也受到一定限制，而 CABG 往往能实现完全血管重建，而且与阻塞性动脉粥样硬化病变的形态无关。尽管药物洗脱支架（DES）的使用已明显降低了支架内再狭窄的发生，从而提高了多支血管病变及弥漫性长病变的 PCI 治疗效果，但在可预见的将来，PCI 尚不足以代替 CABG 在缺血性心脏病治疗中的地位。已有多项随机与非随机研究比较了 PCI 与 CABG 的疗效，尽管这些研究还存在一定的争议，但仍然获得了一些较为普遍的共识。

1. 单支血管病变

PCI 与 CABG 术后的远期生存率和 MI 发生率相当。然而，接受 PCI 的患者往往要应用更多的抗心绞痛药物，术后靶血管接受再次血管重建术的患者也更多，主要由 PCI 后的再狭窄所致。一项包括 5 个随机临床研究的荟萃分析显示，对于单一前降支近端病变，PCI 和微创外科搭桥治疗相比，包括死亡、MI 和再次血运重建在内的主要终点发生率二者并没有明显差别（$P=0.15$），但这 5 项研究中仅有一项研究是采用了 DES，排除了这一项采用 DES 的研究，PCI 组的主要研究终点发生率明显高于 CABG 组，主要是靶病变再次血运重建需要的增加。DES 能有效降低再狭窄与再次血管重建率，从而缩小 PCI 与 CABG 在再次血管重建方面的差距，因此对于单支血管病变首选 PCI 治疗。

2. 多支血管病变

临床上冠心病患者中多数合并多支血管病变，对多支血管病变患者的治疗策略应综合权衡各种方法的利弊，结合患者的病变范围、心肌缺血部位、左心室功能、伴随疾病、年龄等因素，全面考虑多支血管病变患者的治疗获益、手术风险、近期和远期疗效、价效比等，科学选择药物治疗、PCI 或 CABG，个体化地制订治疗策略。

（1）药物治疗与血运重建术的随机研究

AVERT、ACME-2、ACIP（无症状心肌缺血的小规模研究）及 RITA-2 四项随机研究比较了药物治疗与 PCI 或 CABG 对多支病变、左室功能正常、稳定型心绞痛患者的效果。这些研究的特点是样本量较小、心脏事件发生率低，且都是冠状动脉内支架、在血小板GPⅡb/Ⅲa受体拮抗剂和他汀类调脂药普遍应用之前完成的试验。尽管有上述的局限性，血运重建术仍然被证明可持续改善心绞痛症状和运动耐力。

在MASS Ⅱ研究中，共入选611例心功能正常、三支血管病变的稳定性冠心病患者，随机为其进行药物治疗、多支血管PCI或CABG治疗，随访5年，主要研究终点包括死亡、心肌梗死和再次血运重建。三组患者的死亡率均较低且无显著性差异，但9.4%的药物治疗患者和11.2%的PCI治疗患者进行了再次血运重建治疗，明显高于CABG治疗组（3.9%，$P<0.01$），CABG在5年随访时较药物治疗组可减少44%的主要终点事件发生。

（2）比较PCI与CABG的随机研究

裸金属支架（BMS）时代的大量研究显示，PCI与CABG的死亡与MI发生率相当，CABG组脑血管事件发生率高于PCI组，但PCI组的再次血管重建率高于CABG。ARTS试验是第一项比较BMS和CABG的随机试验，1年随访结果显示，BMS组和CABG组的死亡、卒中和MI发生率均相当，但BMS组再次血管重建率更高，主要与PCI术后再狭窄有关。一项包括23个随机试验的荟萃分析显示，多支血管病变患者PCI与CABG的30天死亡率（1.1% $vs.$ 1.8%，$P=$NS）和5年死亡率（10.2% $vs.$ 9.1%，$P=$NS）均相当。BARI试验10年随访结果也显示，PCI与CABG的10年生存率无显著性差异（71.0% $vs.$ 73.5%，$P=0.18$），在非糖尿病患者，两者生存率几乎相当（77.0% $vs.$ 77.3%，$P=0.59$）。然而，PCI组的再次血管重建率显著高于CABG组（76.8% $vs.$ 20.3%，$P<0.001$）。对于糖尿病合并多支血管病变患者，BMS时代的大量研究显示，CABG的生存率可能与PCI相当或更高。BARI试验10年随访结果显示，糖尿病合并多支血管病变患者中CABG组的10年生存率高于PCI组（57.9% $vs.$ 45.5%，$P=0.025$）。Hlatky等

的一项包括 6 个随机试验共 499 例糖尿病患者的荟萃分析显示，PCI 与 CABG 的 5 年生存率并无显著性差异（19.3% vs. 17.3%，$P=NS$）。

与 BMS 相比，DES 能显著降低再狭窄率，减少再次血管重建。直接比较 DES 与 CABG 治疗多支血管病变的临床前瞻性随机对照试验较少。与 CABG 相比，非糖尿病多支血管病变患者使用 DES 不增加死亡与 MI 的发生，但其再次血管重建率可能依然高于 CABG。ARTS Ⅱ 试验将置入雷帕霉素洗脱支架的多支血管病变患者与 ARTS Ⅰ 试验中置入 BMS 或接受 CABG 的患者进行非随机对比，结果显示，雷帕霉素洗脱支架组的 1 年主要不良心脑血管事件发生率与 CABG 基本相当，而雷帕霉素洗脱支架组的 1 年死亡、脑血管意外与 MI 的发生率还低于 CABG 组。一项比较 DES 与 CABG 治疗多支血管病变的非随机研究也显示，两者的死亡、脑血管事件发生率均无显著性差异。新近发表的纽约州注册资料显示，在 3 支血管病变患者中，CABG 组的 18 个月未校正生存率与 DES 组相当（93.7% vs. 93.4%），但 CABG 组的 18 个月校正生存率依然高于 DES 组（94.0% vs. 92.7%，$P=0.03$）。最近公布的 SYNTAX 试验（90% 以上为多支病变）显示，紫杉醇药物洗脱支架组与 CABG 组的 30 天与 12 个月死亡率均相当。与 CABG 相比，紫杉醇药物洗脱支架组的卒中发生率更低（0.6% vs. 2.2%，$P=0.003$）。将 SYNTAX 试验中死亡、MI 与卒中等安全终点联合进行分析发现，紫杉醇洗脱支架与 CABG 的总体安全终点事件发生率无显著性差异（7.9% vs. 6.4%，$P=0.39$）。然而，PCI 组的再次血管重建率却依然高于 CABG 组（13.7% vs. 5.9%，$P<0.0001$）。SYNTAX 研究还发现对病变复杂程度的评分（SYNTAX 评分）较高者，CABG 可能优于 PCI。

对于糖尿病合并多支血管病变患者 DES 有望改善 PCI 的临床结果，Daemen 等对多支病变进行 PCI 或 CABG 治疗的对照研究（ARTS，ERACI Ⅱ，MASS Ⅱ 及 SoS，共 3051 例）进行荟萃分析，这些试验观察了 PCI 和 CABG 治疗多支冠状动脉病变患者术后 5 年的相对安全性和疗效。亚组分析显示，PCI 组和 CABG 组的糖尿病患者术后 5 年的死亡、非致死性 MI 和非致死性脑血管意外的累积发病率相近。但是，但 CABG 组需要再次血运重建的患者比例较低，使得术后 5 年 CABG 组总体的 MACCE（主要不良心脑血管事件）显著低于 PCI 组。最近公布的 CARDia 试验显示，在合并复杂病变（61% 为 3 支血管病变）的糖尿病患者中，使用雷帕霉素洗脱支架行 PCI 者的 1 年心脑血管事件发生率与行 CABG 者无显著性差异（15.1% $vs.$ 11.0%，$P=0.22$），不过，雷帕霉素洗脱支架组的再次血管重建率却依然高于 CABG 组（7.3% $vs.$ 2.0%，$P=0.01$）。SYNTAX 试验也显示，在接受药物治疗的糖尿病患者，紫杉醇洗脱支架的心脑血管事件发生率显著高于 CABG（26.0% $vs.$ 14.2%，$P=0.0025$）。总之，对于糖尿病合并多支病变患者，现有资料更多支持 CABG，正在进行中的 FREEDOM 等试验将提供更多的循证医学证据。因此，尽管 DES 较 BMS 明显降低支架内再狭窄的发生，但与 CABG 相比，治疗多支血管病变时 DES 组仍有较高的靶血管再次血运重建的需要。

在 SYNTAX 试验中，Serruys 等在以往多套冠状动脉病变评分与分类系统的基础上，结合专家共识，开发出一套新的病变评分系统，即 SYNTAX 积分。该系统采用冠状动脉树 16 分段法，结合冠状动脉的优势分布、病变部位、狭窄程度与病变特征，对直径 $\geqslant 1.5\,\text{mm}$ 的血管进行评分。该评分系统共包括 12 个问题，内容包括优势类型、病变数、累及节段和病变特征（完全闭塞、三分叉、分叉、主动脉-开口病变、严重迂曲、病变长度 $>20\,\text{mm}$、严重钙化、血栓、弥漫/小血管病变）。对每一病变进行评分后的总分值即为 SYNTAX 积分。SYNTAX 试验显示，病变风险积分与 PCI 的结果关系密切，而 CABG 的结果则不受积分的影响。将 SYNTAX 积分用于多支血管病变,有助于识别能更多从置入 DES 治疗中获益的患者。采用 SYNTAX 积分进行分层分析显示,在积分较低(0~22 分)的 3 支血管病变患者,紫杉醇洗脱支架与 CABG 的 12 个月 MACCE 发生率相当(17.3% $vs.$ 15.2%,$P=0.66$);而在积分中度(23~32 分)与较高(≥33 分)的患者,PCI 组的 12 个月 MACCE 发生率均显著高于 CABG 组(SYNTAX 积分 23~32 分组:18.6% $vs.$ 10.0%,$P=0.02$;SYNTAX 积分≥33 分组:21.5% $vs.$ 8.8%,$P=0.902$)。SYNTAX 积分用于多支病变,可甄别 PCI 低危、高危患者,有助于选择能更多从 DES 治疗中获益的患者。当然,SYNTAX 积分只考虑到病变的复杂程度,而没有考虑患者的因素,对外科手术的耐受性可采用 EuroSCORE 评分系统评价其整体手术风险,该评分系统参考患者的年龄、性别、心脏功能、肺功能、肾功能、临床状态(是否为不稳定型心绞痛、近期 MI)和血流动力学情况等因素综合评估,对外科开胸手术耐受性差的患者尽管同样也是行 PCI 的高危患者,但创伤更小的 PCI 术更适合于此类患者。

综上所述,多支血管病变患者有多种治疗方式可供选择,包括 CABG、药物治疗和 PCI。每种治疗方式都有相应的获益和风险:药物治疗(包括 β 受体阻滞剂、血管紧张素转换酶抑制剂、他汀类、阿司匹林和硝酸酯类)可用于多支血管病变中的稳定型心绞痛患者;CABG 可使多支血管病变合并糖尿病或左心功能不全的患者通过接受左乳内动脉桥获益。有关 DES 的研究显示,PCI 与 CABG 的 5 年死亡率和不良事件发生率相当,DES 与 PTCA、BMS 相比能明显降低再狭窄的发生率,当然,还需要进一步的研究明确 DES 在治疗多支血管病变中的地位。

冠状动脉多支血管病变的治疗策略的选择并不是简单的建议就能解决,对每一个接受血运重建治疗的多支血管病变患者应仔细评价他们的获益风险比。多支血管病变 PCI 治疗成功与否，与病变因素、患者本身因素和操作因素有密切的关系，选择PCI治疗时要综合衡量与外科治疗相比PCI所能达到的完全血运重建的程度以及患者心血管和非心血管系统的长期预后。

（3）血流储备分数（FFR）在指导多支血管病变PCI治疗中的作用

冠心病治疗的目的在于提高患者的生存率，减少心肌梗死的风险及改善心绞痛的症状。COURAGE等研究结果提示，治疗引起心肌缺血的病变才能最大限度地缓解患者的症状，降低死亡率和心肌梗死的发生。但目前判断病变是否会引起缺血的方法非常有限，无创的负荷试验并不能对引起缺血的病变进行准确的定位。传统的冠状动脉造影术为二维影像，往往会高估或低估狭窄程度，且造影仅反映了管腔的变化，而不能对血管的功能情况进行评估。在这种情形下，血流储备分数（fractional flow reserve，FFR）作为血管功能性检查的一种手段，可以精准地定位靶病变，对冠心病的PCI具有特殊的指导意义。

2007年发表的DEFER的研究中，对于325名有中度狭窄病变计划进行介入治疗的患者，在术前即刻进行FFR测定，根据测定的FFR结果分组，FFR≥0.75患者分入延迟介入治疗组及即刻介入组，FFR<0.75患者分入计划介入组，临床随访5年。结果发现延迟介入组与即刻介入组5年的无事件存活率分别为80%与73%，两组间差异无显著性，但计划介入组存活率明显降低（63%）。心源性死亡及AMI等综合终点发生率在延迟介入组、即刻介入组及计划介入组分别为3.3%，7.9%与15.7%，延迟介入组与即刻介入组比较差异无显著性（$P>0.05$），而计划介入组与其他两组比较其发生率明显增加（$P=0.003$）。该研究结果提示，对于中度狭窄的病变如果FFR≥0.75，患者5年的预后良好，与该病变相关的每年心源性死亡及AMI的风险<1%，支架置入并未降低该风险。该研究的结果为FFR在冠状动脉介入治疗中的意义提供了进一步的证据，

特别是对存在中度狭窄病变的患者的临床指导意义更大。

2009年发表的FAME研究对多支血管病变介入治疗策略的选择具有重要的参考价值。FAME研究在美国和欧洲的20个医学中心入选了1005名存在冠状动脉多支病变患者（至少2支血管存在>50%的狭窄），随机分为FFR指导的PCI组和造影指导的PCI组。分组前根据造影和临床资料确定需干预的靶血管，入FFR组者对所有靶血管行FFR检查，FFR≤0.80者置入药物洗脱支架；入造影组者对所有靶血管行PCI术。支架置入数目两组分别为1.9 ± 1.3及2.7 ± 1.2，FFR组明显低于造影组（$P<0.001$）。术后1个月、6个月及1年进行随访，造影组78%的患者1年内未发生心绞痛，与之相比，FFR组为81%（$P=0.20$）。1年内事件发生率两组分别为13.2%（67人）及18.3%（91人），差异有统计学意义（$P=0.02$），FFR组主要不良心脏事件的绝对危险降低了5个百分点，意味着每20名患者行FFR测定能够预防1起不良事件，Kaplan-Meier曲线分析显示这种得益早期源于心肌梗死发生率的降低，晚期源自靶血管再次血运重建率较低。

完全性血运重建的概念来源于早期CABG的实践，指所有大于50%的狭窄远端均进行旁路移植术，可以达到完全缓解心绞痛发作、提高运动耐量和提高无症状存活率、延长寿命的目的。但是，不完全性血运重建者与完全性血运重建者相比通常为高龄、左室功能不全及伴发疾病较多者。在矫正这些差异因素后，血运重建的完全性对无心肌梗死患者存活率无影响。完全性血运重建可分成解剖性完全性重建及功能性完全性重建两类。对大部分左室功能正常的多支病变患者，达到功能性完全性血运重建已经足够。FAME研究的结果支持建立"功能性完全血运重建"的全新治疗概念。功能性完全血运重建，是指根据血管功能性检查手段（如FFR）的结果，确定冠状动脉造影影像学上存在狭窄的病变是否引起心肌缺血，针对引起心肌缺血的病变进行 PCI 治疗，对非缺血性狭窄病变给予药物干预。可以预计今后 PCI 术的发展趋势会更多依赖于病理生理方面的改变而非解剖上的改变。

3. 无保护左主干病变

外科治疗一直被认为是左主干病变的首选治疗方法。而介入治疗左主干病变的安全性及有效性一直备受质疑，目前 ESC 及 AHA/ACC/SCAI《经皮冠状动脉介入治疗指南》仍将 CABG 术作为左主干病变的标准治疗，而介入治疗仅定位于不适合行外科旁路移植手术高危患者的替代治疗。越来越多的临床试验结果表明支架置入治疗无保护左主干病变的近中期疗效可与外科旁路移植手术相媲美，正是这些令人鼓舞的研究结果使外科旁路移植术是左主干病变唯一标准治疗的观念受到了前所未有的挑战。

自 DES 问世以来，已有多项研究评价了雷帕霉素或紫杉醇洗脱支架用于左主干病变的疗效。总体结果显示，在部分无保护左主干病变患者中，DES 与 CABG 的结果已基本相当。2008 年 Park 等发表了一组目前最大样本的关于支架置入治疗左主干病变多中心注册队列研究的长期随访结果。在 2240 例左主干病变患者中，1102 例患者行支架置入术，1138 例行 CABG 术，并尽可能使用乳内动脉桥。在 3 年随访期中，支架置入组死亡率与 CABG 组相似（7.8% $vs.$ 7.9%，$P=0.61$），联合终点事件（死亡、Q 波 MI 及中风）发生率两组无差异。靶血管再次血管重建率支架置入组高于 CABG 组（12.6% $vs.$ 2.6%，$P<0.001$），其中 BMS 组靶血管再次血管重建率高于 DES 组（17.5% $vs.$ 9.3%，$P<0.001$）。最近公布了 MAIN-COMPARE 注册结果，该研究通过配对队列分析了 542 名患者，对支架置入术与 CABG 进行了比较，发现在 3 年累计生存率方面两者无统计学显著差异，同样，在死亡、Q 波 MI 或卒中方面，支架置入术与 CABG 亦无显著差异。然而，3 年时的无靶血管

重建生存率两者存在显著统计学差异（98.4% vs. 90.7%，$P<0.001$），CABG明显优于支架置入术。SYNTAX研究中30%的入选患者为无保护左主干病变，一年随访结果发现，与CABG相比，紫杉醇洗脱（TAXUS）支架治疗存在左主干病变的多支血管病变者，其MACCE发生率与CABG组相当（15.8% vs. 13.7%，$P<0.05$），且对于孤立左主干及合并单支病变者，支架置入组MACCE发生率稍低于CABG组（7.5% vs. 13.2%）。表明左主干病变置入TAXUS支架与CABG同样具有相当的安全性与有效性。这些研究结果再次表明支架置入治疗左主干病变具有良好的长期有效性及安全性，但靶血管再次血管重建率高依然是其缺憾。

风险评分有利于指导左主干病变患者选择DES或CABG。在低、中危的无保护左主干病变患者，DES与CABG的长期生存率基本相当，PCI为其理想或合理的治疗选项；而在高危左主干病变患者，由于CABG的长期生存率更高，应尽量选择CABG。SYNTAX试验左主干病变亚组分析发现，在SYNTAX积分较低（0~22分）和中度（23~32分）的左主干病变患者，PCI组与CABG组的12个月心脑血管事件发生率相当；在积分较高（≥33分）的患者，PCI组的12个月心脑血管事件发生率显著高于CABG组（25.3% vs. 12.9%，$P=0.008$）。一般认为，在积分较低（0~22分）的患者，如左心功能正常的孤立性无保护左主干病变或合并单支血管病变者，可根据患者个体特征、患者意愿和医生意向选择PCI或CABG。在中度积分患者（23~32分），PCI依然是合理选择，但应根据患者特征与合并症选择治疗。而在积分较高的（≥33分）的患者，其病变多较为复杂，PCI一般不可行，应选择CABG。

总之，冠心病治疗方案的选择应结合冠状动脉造影的结果、左心室功能、患者的症状和心肌缺血的范围、病变风险评分等综合判断。合并糖尿病、多支血管病变、左心室功能减退、左主干远端以及伴有前降支近段病变的多支血管病变以及通过 PCI 不能达到完全血管重建的患者，选择 CABG 的得益可能更大。

实际上，CABG 与 PCI 的适应人群有很大的交集（例如病变程度较轻、心功能良好的双支病变），许多患者既可选择 CABG，又可选择 PCI。在我国现行临床实践中，由于医疗、社会、经济等多方面因素影响，这些患者更多倾向于 PCI 治疗。

我国 2009 年《经皮冠状动脉介入治疗指南》对左主干处理方法选择的具体原则建议如下：

PCI 适于中等范围以上心肌缺血或有存活心肌的证据，伴有前降支受累的单支或双支血管病变，能达到完全血管重建者；PCI 成功率高、手术风险低、再狭窄率低的病变；能够进行完全性血管重建的多支病变；有外科手术禁忌证或外科手术高危，或要接受非心脏外科大手术者；ACS，尤其是急性心肌梗死患者。

CABG 适于左主干病变（狭窄＞50%）、多支血管病变伴左心室功能异常（LVEF＜50%）、伴有前降支近端明显狭窄的双支血管病变、经充分药物治疗后仍存在进行性缺血且病变不适合 PCI 或其效果不理想、前降支闭塞而无前壁 MI、PCI 不成功或不能进行完全血管重建的患者。

单纯药物治疗适合于无大面积心肌缺血证据、非前降支开口或近端的不能血管重建的单支血管病变、二级分支血管病变、病变狭窄＜50% 的患者。

（钱菊英　陆　浩）

参考文献

1. Katritsis DG, Ioannidis JP. Percutaneous coronary intervention versus conservative therapy in nonacute coronary artery disease: a meta analysis. Circulation, 2005, 111: 2906-2912.

2. BodenWE, O'Rourke RA, Teo KK, et al. Optimal medical therapy with or without PCI for stable coronary disease [J]. N Engl J Med, 2007, 356: 1503-1516.
3. Shaw U, Berman DS, Maron DJ, et al. Optimal medical therapy with or without percutaneous coronary intervention to reduce ischemic burden: results from the Clinical Outcomes Utilizing Revascularization and Aggressive Drug Evaluation (COURAGE) trial nuclear substudy. Circulation, 2008, 117: 1283-1291.
4. Weintraub WS, Spertus JA, Kolm P, et al. Effect of PCI on quality of life in patients with stable coronary disease. N Engl J Med, 2008, 359: 677-687.
5. Schomig A, Mehilli J, de Waha A, et al. A meta-analysis of 17 randomized trials of a percutaneous coronary intervention-based strategy in patients with stable coronary artery disease. J Am Coll Cardiol, 2008, 52: 894-904.
6. Hueb W, Lopes NH, Gersh BJ, et al. Five year follow up of the medicine, angioplasty, or surgery study (MASS II): a randomized controlled clinical trial of 3 therapeutic strategies for multivessel coronary artery disease. Circulation, 2007, 115: 1082-1089.
7. 中华医学会心血管病学分会，中华心血管病杂志编辑委员会．经皮冠状动脉介入治疗指南（2009）．中华心血管病杂志，2009，37：4-25.
8. Dzavik V, Beanlands DS, Davies RF, et al. Effects of late percutaneous transluminal coronary angioplasty of an occluded infarct-related coronary artery on left ventricular function in patients with a recent (<6 weeks) Q-wave acute myocardial infarction (Total Occlusion Post-Myocardial Infarction Intervention Study [TOMIIS] —a pilot study). Am J Cardiol, 1994, 73: 856-861.
9. Steg PG, thuaire C, Himbert D, et al. DECOPI: a randomized multi-centre trial of occluded artery angioplasty after acute myocardial infarction. Eur Heart J, 2004, 25: 2187-2194.
10. Hochman JS, Lamas GA, Buller CE, et al. Occluded Artery Trial Investigators. Coronary intervention for persistent occlusion after myocar-

dial infarction. N Engl J Med, 2006, 355: 1-13.
11. Suero JA, Marso SP, Jones PG, et al. Procedural outcomes and long-term survival among patients undergoing percutaneous coronary intervention of a chronic total occlusion in native coronary arteries: a 20-year experience. J Am Coll Cardiol, 2001, 38: 409-414.
12. Jaffery Z, Kowalski M, Weaver WD, et al. A meta-analysis of randomized control trials comparing minimally invasive direct coronary bypass grafting versus percutaneous coronary intervention for stenosis of the proximal left anterior descending artery. European Journal of Cardiothoracic Surgery, 2007, (31): 691-697.
13. Abizaid A, Costa MA, Centemero M, et al. Clinical and economic impact of diabetes mellitus on percutaneous and surgical treatment of multivessel coronary disease patients: insights from the Arterial Revascularization Therapy Study (ARTS) trial. Circulation, 2001, 104: 533-538.
14. Bravata DM, Gienger AL, McDonald KM, et al. Systematic review: the comparative effectiveness of percutaneous coronary interventions and coronary artery bypass graft surgery. Ann Intern Med, 2007, 147: 703-716.
15. The BARI Investigators. The final 10-year follow-up results from the BARI randomized trial. J Am Coll Cardiol, 2007, 49: 1600-1606.
16. Yang JH, Gwon HC, Cho SJ, et al. Comparison of coronary artery bypass grafting with drug-eluting stent implantation for the treatment of multivessel coronary artery disease. Ann Thorac Surg, 2008, 85: 65-70.
17. Hannan EL, Wu C, Walford G, et al. Drug-eluting stents vs. coronary-artery bypass grafting in multivessel coronary disease. N Engl J Med, 2008, 358: 331-341.
18. Serruys PW, Mohr FW. The synergy between percutaneous coronary intervention with TAXUS and cardiac surgery: the SYNTAX study. American Heart Journal, 151 (6): 1194-1204.
19. Daemen J, Kukrejan N, Serruys PW. Drug eluting stents vs. coronary artery bypass grafting. N Engl J Med, 2008, 358: 2641-2644.
20. Pijls NH, Schaardenburgh PV, Manoharan G, et al. Percutaneous coronary intervention of functionally nonsignificant stenosis. J Am Coll

Cardiol, 2007, 49: 2105-2111.
21. Tonino PAL, De Bruyne B, Pijls NH, et al. Fractional flow reserve versus angiography for guiding percutaneous coronary intervention. N Engl J Med, 2009, 360: 2132224.
22. Seung KB, Park DW, Kim YH, et al. Stents versus coronary artery bypass grafting for left main coronary artery disease. N Engl J Med, 2008, 358: 1781-1792.

第八章 药物洗脱支架和裸支架的决策实践

要点：

- 金属裸支架最大局限性是再狭窄和早期血栓事件，药物洗脱支架的最大缺陷是晚期和极晚期支架内血栓形成。
- DES 相对 BMS 能够明显减少支架内再狭窄以及随之而来的靶血管血运重建。但 DES 本身材料和结构的潜在风险，让人们对其晚期有效性和安全性不免担忧。
- 推荐在置入 DES 后，至少坚持 1 年双重抗血小板治疗，其后仍需坚持应用一种抗血小板治疗。
- 若患者无法坚持一年双重抗血小板治疗，比如依从性较差以及经济条件无力负担等，不适合置入 DES。
- 参考血管直径 2.25～4.00 mm，病变长度＜30 mm，是应用 DES 最为充分的证据，在指南中为 I 类适应证，A 级证据。

早在 1977 年 Andreas Gruentzig 首次应用经皮腔内冠状动脉成形术（percutaneous transluminal coronary angioplasty, PTCA）治疗冠心病，开创了冠心病的介入治疗时代。然而，令人遗憾的是，在 Andreas Gruentzig 报道的成功接受 PTCA 的患者中，19％的患者在术后几个月中出现再狭窄。随后的大规模注册研究中显示单纯 PTCA 治疗的再狭窄率接近 33％。鉴于 PTCA 术后较高的再狭窄率，在早期的冠状动脉成形治疗中，人们尝试了多种手段以期减少再狭窄的发生，其中包括斑块旋切、激光治疗、旋磨以及冠状动脉内支架等。而在其中只有冠状动脉内支架置入术显示出了显著的预防再狭窄的作用。

Sigwart等在1987年首次报道了冠状动脉内置入金属支架治疗PTCA术后再狭窄,开创了冠状动脉内介入治疗的新时代。而再随后的两项随机临床研究显示接受冠状动脉内支架置入术的患者再狭窄率为22%～32%,较单纯PTCA治疗(32%～42%)明显降低。尽管如此,我们仍然不得不面对近1/4～1/3的患者在术后半年出现再狭窄的状况,在小血管、长病变、冠状动脉慢性完全闭塞和分叉病变以及糖尿病患者中尤其明显。正是由于金属裸支架(Bare metal stent,BMS)相对较高的再狭窄发生率,药物洗脱支架(Drug eluting stent,DES)应运而生,由于显著抑制内膜增生,从而大大降低支架术后再狭窄率和再次血管重建率(5%～10%)。但近年来一些临床研究和荟萃分析提示DES的应用可能增加晚期并发症发生的风险,尤其是极晚期支架内血栓形成,让人们不禁对DES的安全性产生怀疑。

目前无论是DES还是BMS,我们都无法针对真实世界中的所有人群同时兼顾有效性和安全性。因此,根据患者的综合临床情况个体化地选择介入治疗的策略显得格外重要。本文就DES和BMS的特点和发展趋势、循证医学证据、局限性与对策以及选择的基本原则分别介绍。

一、药物洗脱支架以及裸支架的特点和改进

(一)金属裸支架

1.BMS的特点:(1)良好的支撑作用:如前所述,BMS的出现为冠状动脉内介入治疗开创了一个崭新的时代,有效地减少了PTCA带来的急性并发症和相对较高的再狭窄发生率。PTCA术中出现严重的撕裂以及急性血管闭塞,无法通过PTCA本身有效解决。而BMS通过覆盖撕裂的血管内膜以及持久的支撑作用明显地解决了上述问题。在PTCA时代,再狭窄的

发生与病变血管的弹性回缩密切相关，BMS通过其特有的支架结构，可以提供强有力的支撑作用，有效改善了由于弹性回缩带来的再狭窄风险。因此，BMS的早期适应证主要为急性血管闭塞以及PTCA术后的再狭窄。(2) 不影响内皮愈合：大量的动物研究、临床试验以及尸检报道发现，BMS由于缺乏明显干扰内皮愈合进程的因素，在置入人体1个月内基本可以完成内皮化，从而减少双联抗血小板治疗的时间。(3) 依然较高的再狭窄率：由于无法从根本上解决置入时血管损伤诱发的内膜增殖，因此再狭窄的发生机会仍在20%～30%。我们将会在其后进行详细介绍。

2.BMS的发展趋势和改进：随着PCI治疗越来越涉及复杂的冠状动脉病变以及对于再狭窄认识的不断深入，BMS的材料、工艺以及设计理念也在逐渐更新。更少的血管损伤、更强的支撑力、更出色的通过性能以及更好的组织相容性成为BMS研发的趋势。

(1) 支架结构：在支架结构上，主要分为三类：① 弹簧支架：以GR-2支架和Wiktor支架为代表；② 网状支架：以Wallstent为代表；③ 管状支架：代表支架为NIR支架、Multilink支架以及Crown支架。大量的动物实验以及临床研究证实，网状支架和弹簧支架再狭窄发生率远高于管状支架，随之而来的是心脏事件发生率明显升高。因此网状支架早早退出了冠状动脉内介入治疗的历史舞台。与此同时，虽然弹簧支架拥有较为优秀的柔软度和通过性能，但较弱的支撑性能无法得到有效的管腔净获得，而更多的内膜脱垂和急性血栓事件更加限制了弹簧支架的应用。以Multilink支架以及NIR支架为代表的管状支架在BMS时代体现出了强大的优势，尤其是Multilink支架在保留了传统管状支架结构的基础上，其更少的支架丝间的交联有效地减少了由于血管损伤诱发的新生内膜增殖，从而减少了再狭窄的发生率。

(2) 支架材料：目前用于冠状动脉内支架的金属材料主要有 316L 不锈钢、钴铬合金、镍钛合金以及钽。在 BMS 时代常规的支架平台为 316L 不锈钢，其支架丝的厚度提供了良好的不透射线性能和足够的支撑力。然而，随着支架材料研究的不断深入发现，以镍钛记忆合金为平台的自膨胀型支架，由于其平均剖面的进一步降低，显示出更为出色的通过性能。而钴铬合金支架平台在提供更加出色的不透射线性能和支撑力的同时，其支架丝更加轻薄，易于通过复杂病变，同时可以减少支架内再狭窄的发生。

(3) 支架的厚度：既往的大量研究证实，支架的厚度与再狭窄以及靶病变血运重建密切相关。支架金属丝越厚，可以提供更好的支撑力和可视性，但同时在支架置入时也会对血管内膜产生更严重的损伤，从而诱发更明显的新生内膜增殖。在 ISAR-STEREO 研究以及 ISAR-STEREO2 研究中，在支架材料相同的情况下，相对较薄的支架——Multilink 支架（50 μm）比相对较厚的支架——Multilink 支架（140 μm）以及 BX Velocity 支架（140 μm）明显减少再狭窄率，进而减少靶血管的血运重建。如上所述，随着支架材料的不断研发，更加轻薄的支架平台，可以进一步减少 BMS 再狭窄的发生。

因此，随着 BMS 技术工艺以及材料的不断改进和完善，其依然可以在冠心病介入治疗中发挥重要的作用。

(二) 药物洗脱支架

正是由于 BMS 置入术后仍有较高的再狭窄率，因此人们继续寻求解决再狭窄的办法。在经历了切割球囊、定向冠状动脉斑块旋切术、准分子激光冠状动脉成形术和放射治疗等治疗手段后，人们逐渐发现了更为有效的抑制新生内膜增殖和减少再狭窄的武器——DES。

1. DES 的特点

(1) 相对较低的再狭窄以及靶病变再次血运重建率：一系

列血管内超声检查结果显示，由于支架的良好支撑作用，BMS置入后再狭窄的发生与血管回缩关系较小，而其更多地是与新生内膜增殖（包括细胞增生和细胞外基质的聚积）密切相关。因此DES的理念为，以BMS为平台，将抑制内膜增殖而又无生物毒性的药物输送到病变区域，以达到减少再狭窄的目的，这在大量的动物实验以及临床研究中均得到了很好的证实。(2) 潜在的晚期风险：由于人体对于DES系统的不同反应，以及已经观察到了诸如内皮愈合延迟等不良反应，让我们对于DES的远期效果产生了些许担忧。我们会在后面的章节中作详细的介绍。

2. DES的发展趋势和改进

如前所述，有效的DES系统须具备以下三个方面：(1) 金属支架平台；(2) 有能够抑制血管损伤导致的新生内膜增殖的有效药物；(3) 能够有效储存药物并控制其释放的载体。因此在DES的发展历程中，在上述三个方面均进行了不断的尝试和更新。

(1) 支架平台：与BMS相同的是，DES平台的设计追求更加柔软、更好的支撑性能以及更好的组织相容性。而与BMS不同的是，其支架结构和材料需要能够更加有效均匀地储存和释放药物。

在支架结构上，闭环的设计结构显然比开环设计在血管弯曲处更加能够均匀地释放药物。在支架材料上，第一代DES多采用316L不锈钢，而随着材料学的不断进展，钴铬合金的支架平台在同样提供良好支撑和有效储药的基础上，提高了柔软度和通过性能，成为许多新一代支架平台的选择。

(2) 药物：理论上，理想的抗再狭窄药物应该在抑制新生内膜增殖的同时，保护正常的血管修复愈合过程。因此，其应包含疏水成分以便保证局部的高浓度，同时其还应具备亲水特性以保证其均匀一致地释放。同时，其还应具备较宽的治疗中毒窗，且不应诱发血栓及炎症反应。

在第一代 DES 中主要应用的药物为雷帕霉素和紫杉醇。雷帕霉素作为一种大环内酯类化合物，可与血管平滑肌细胞上表达上调的 FK506 结合蛋白（FKBP12）结合，结合后所形成的复合物具有强烈的抑制雷帕霉素靶位蛋白（mTOR）的活性，导致血管平滑肌细胞内 E2F 的释放和转录受阻、DNA 和核糖体转录蛋白的合成减少，从而抑制平滑肌细胞的增殖和迁移。此外，雷帕霉素 FKBP12 复合物可增强 P27 活性，使细胞周期停滞于 G1~S 阶段。紫杉醇作为一种强有力的抗肿瘤药物，通过增加来自微管蛋白二聚体的长而高度稳定但无功能的微管聚集而改变细胞骨架结构，从而使细胞周期停止，抑制细胞增生、迁移、细胞间转运和跨膜信号传导。

而在新一代 DES 系统中，人们对于药物本身做出了更多新的尝试。诸如新型的大环内酯类免疫抑制剂依罗莫司、他克莫司以及 ABT578 等，其抑制新生内膜的有效性以及安全性均在动物研究和临床试验中得到了很好的证实。而目前已有临床前研究开始尝试药物间的组合，已达了更理想的抗再狭窄以及加速内皮愈合的作用。

（3）药物载体：理论上，理想的涂层材料应该为惰性的载体。在有效储存药物和控制药物释放速度的同时，不产生明显的炎症反应和影响内皮愈合。然而实际上，我们发现兼顾上述特点其实并不容易。第一代 DES 中，应用的高分子聚合物，如聚-n-丁基异丁烯酸（poly-*n*-butyl methacrylate，PBMA）和聚乙烯乙烯基（polyethylene-vinyl acetate，PEVA），可以稳定地储存和控制药物释放速率，已达到有效抑制新生内膜增殖的作用。但近年来对于第一代 DES 的置疑更多地移向高分子多聚物在体内的长期不良反应。因此，在新一代 DES 中，人们逐渐将药物载体的选择，从高分子多聚物转向生物载体以及无机载体；从不可降解转向可降解，甚至彻底摒弃药物载体而直接在金属平台本身储存药物。可以预见，今后的 DES 能够为我们提供更加安全有效的药物释放系统。

二、DES 和 BMS 间的循证医学证据

DES 的出现是冠心病介入治疗的一个里程碑，为进一步减少支架内再狭窄和靶病变再次血运重建带来了新的希望。而在越来越注重循证医学证据的今天，大量的临床研究比较了 DES 和 BMS 预防再狭窄的有效性以及置入人体内的安全性，而其中涉及的人群和病变，也从低危和简单逐渐发展到高危和复杂，更有许多注册临床研究在"真实世界"中对两种支架进行比较。以下就其中一些具有代表性的研究向大家进行简单的介绍。

（一）简单病变和低危人群

第一个关于雷帕霉素洗脱支架的临床研究为 1999 年开始的 FIM（First-In-Man）研究，共入选了 45 名新发冠心病患者。在置入术后 4 个月、6 个月、12 个月及 24 个月通过冠状动脉造影和血管内超声检查评价新生内膜增殖情况。除一名患者在置入术后 14 个月发生靶血管血栓形成外，其余患者在置入后 2 年中未观察到再狭窄，其总体主要不良心血管事件（major adverse cardiac event，MACE）为 11.1%，且出院后 2 年无患者死亡，而在随访 4 年时其抑制再狭窄的作用仍然显著，且没有支架内血栓形成和靶血管再次血运重建的事件发生。FIM 研究拉开了雷帕霉素洗脱支架临床研究的大幕，此后更多大规模的临床试验纷纷开始。

RAVAL（the randomized study with the sirolimus-eluting Bx VELocity balloon-expandable stent）研究为第一项雷帕霉素洗脱支架的随机对照研究，比较了雷帕霉素洗脱支架和裸支架 BX Velocity 支架（Cordis）在新发冠状动脉病变中的临床疗效。此研究在欧洲和拉丁美洲 19 个医疗中心共入选了 238 名患者，主要研究终点为支架内的管腔丢失。患者接受氯吡格雷或抵克立

得2个月。支架内管腔丢失在DES组（-0.01 mm）显著低于对照组（0.8 mm，$P<0.001$）。雷帕霉素洗脱支架组没有患者出现支架内再狭窄，且一年时MACE发生率仅为5.8%。

TAXUS I 研究应用高分子聚合物载体，快速药物释放支架，每枚支架载药85 μg，80%以上的药物在3天内释放。61名入选的新发冠状动脉病变（<15 mm）患者被随机置入紫杉醇药物支架（TAXUS，PES）（$n=31$）和BMS（$n=30$）。6个月随访造影显示支架内管腔丢失在紫杉醇组为0.36 mm±0.48 mm，较之BMS对照组（0.71 mm±0.48 mm）明显降低（$P<0.01$）。1年随访时MACE在紫杉醇组为3%，对照组为10%，并且在紫杉醇支架组没有死亡、支架内血栓形成、再狭窄和靶病变血运重建的事件发生。

TAXUS II 为一项随机双盲临床研究，入选了532例首次接受介入治疗的患者，血管直径3.0～3.5 mm，长度<12 mm，随机分为缓慢释放支架组（Slow Rlease，SR）（$n=131$）、中度释放组（Moderate Release，MR）（$n=135$）以及BMS组（$n=270$）。研究显示，TAXUS SR和TAXUS MR的6个月再狭窄率分别为2.3%和4.7%，与其各自的对照组相比，其12个月的MACE发生率均显著降低。术后两年的血管内超声随访证实PES能明显抑制血管内膜增生，抑制的程度表现为剂量依赖性。

上述研究的结果有力地证实了DES在冠状动脉新发原位病变中预防再狭窄的有效性，因此也成为DES的主要适应证。

（二）复杂病变和高危人群

RESEARCH注册研究是第一个将DES用于复杂病变患者的临床试验，初步结果表明，与普通BMS相比，非选择性应用西罗莫司洗脱支架（SES）能够安全而有效地降低1年的靶血管重建率（TVR），减少MACE的发生。同时该研究还首次显示在单个心绞痛病变患者无限制使用SES仍然安全有效，但在某些特定人群中（如应用胰岛素的糖尿病患者等）的效果还有待进一步研究。该研究由于其患者病情更重、年龄更大，因而具有重要的临床意义。

对在糖尿病人群中关于雷帕霉素洗脱支架的随机研究（SIRIUS、ESIRIUS、C-SIRIUS、DIRECT、SVELTE）进行汇总分析显示，与 BMS 相比，糖尿病患者置入雷帕霉素支架更为安全有效。9 个月靶病变血运重建率（TLR）在雷帕霉素支架组和对照组分别为 5.8% 和 22.3%（$P<0.001$）；靶血管血运重建率（TVR）分别为 8.9% 和 24%（$P<0.001$）；主要不良心脏事件（MACE）的发生率分别为 8.9% 26.2%（$P<0.001$）。

在 SCANDSTENT 研究中，入选的患者代表临床常见的高危病人，其中包括心绞痛、非 ST 段抬高型心肌梗死以及临床常见的高危病变如闭塞病变（闭塞段长度>15 mm）、分叉病变、开口病变和成角病变，3 天内罹患心肌梗死的患者则被排除在外。结果显示，与 BMS 相比，雷帕霉素洗脱支架应用于高危患者和高危病变安全有效，显著降低再狭窄率（31.9% $vs.$ 2.0%，$P<0.0001$）和 TLR（29.8% $vs.$ 2.4%，$P<0.0001$）。该研究为 DES 在分叉病变等复杂病变中的应用提供了有力的证据支持。

涉及慢性闭塞病变（CTO）的 PRISON Ⅱ 研究比较了雷帕霉素洗脱支架和金属支架在 CTO 病变应用的疗效。结果表明，6 个月时，雷帕霉素支架组 MACE 发生率显著低于金属支架组（4% $vs.$ 20%，$P<0.001$），其中 TLR 在雷帕霉素支架组为 4%，而在金属支架组则高达 19%（$P=0.001$）。雷帕霉素支架组晚期管腔丢失为 0.05 mm，而金属支架组则高达 1.09 mm。雷帕霉素支架组支架内和节段内再狭窄的发生率显著低于 BMS 组（支架内 7% $vs.$ 36%，$P<0.001$；节段内：11% $vs.$ 41%，$P<0.001$）。雷帕霉素支架组再闭塞的发生率也低于 BMS 组（4% $vs.$ 13%，$P<0.04$）。正是由于 PRISON Ⅱ 研究中 DES 的出色表现，在慢性完全闭塞病变中应用 DES 在指南中均被类为Ⅰ类

适应证。

TAXUSⅥ研究共入选了446例患者，随机分为紫杉醇支架组和对照组，其中55.65%的病变为复杂病变（AHA/ACC分级C类，包括长病变和小血管病变）。平均支架长度20.6 mm，平均支架覆盖长度为33.4 mm。9个月的造影随访显示，紫杉醇支架组TVR的发生率为9.1%，对照组为19.4%（$P=0.0027$）。TLR的发生率从18.9%减少到6.8%（$P=0.0001$）。两组的MACE发生率基本相同，分别为16.4%和22.5%（$P=0.12$）。支架内再狭窄的发生率对照组为32.9%，而TAXUS组为9.1%（$P<0.001$）。证实PES对抑制弥漫长病变再狭窄同样是有效的。

TYPHOON试验是第一项用于比较在急性心肌梗死患者中选用西罗莫司（雷帕霉素）DES和BMS治疗效果的多中心随机化研究。该研究纳入急性心肌梗死患者712例，患者随机接受雷帕霉素洗脱支架和BMS治疗，1年随访结果显示，两组患者在死亡率、再次心肌梗死和支架内血栓方面无显著差异，但是雷帕霉素洗脱支架组患者靶血管血运重建（TVR）率明显降低（5.6% $vs.$ 13.4%，$P<0.001$）。随访8个月时复查的造影结果显示，支架内晚期管腔丢失在雷帕霉素洗脱支架组为0.13，BMS组为0.83（$P<0.0001$）；界定再狭窄率（binary restenosis）分别为3.5%和20.3%（$P<0.001$）。4年随访结果仍显示，西罗莫司洗脱支架组与BMS组相比，靶病变血运重建（TLR）率降低53%（7.2% $vs.$ 15.2%，$P=0.005$），靶血管血运重建（TVR）率降低44%（9.6% $vs.$ 17.2%，$P=0.013$）。两组间关键安全性指标（心源性死亡、心肌梗死或支架内血栓形成）仍无显著差异。也正是由于TYPHOON试验令人鼓舞的结果，证实了雷帕霉素洗脱支架在急性心肌梗死PCI中的远期安全性和有效性。

大量的循证医学证据证实了DES相对BMS能够明显减少

支架内再狭窄以及随之而来的靶血管血运重建。但DES本身材料和结构的潜在风险，让人们对其晚期有效性和安全性不免担忧。在随后的介绍中，我们将就此与大家一起探讨。

三、DES与BMS的局限性及其对策

冠状动脉介入治疗从开始到现在的二十多年来，随着人们对于冠心病机制研究的不断深入，以及器械和技术的不断更新，尤其是支架时代的到来，让我们能够更好地为冠心病患者缓解症状和改善预后。但研究越是深入，我们就越是发现任何支架系统都不能完美地解决所有的问题，都有其似乎无法避免的局限性。尽管如此，我们总是希望能够通过技术的改进以及策略的优选，尽量做到扬长避短，让不同的支架都在发挥其最优秀的作用的同时，避免不良反应的发生。

（一）金属裸支架

1. 局限性

（1）再狭窄：如前所述，BMS相对DES主要的问题在于较高的再狭窄发生率以及靶血管的血运重建率。BMS由于缺乏抑制新生内膜增殖的药物，无法有效地预防随之而来的支架内再狭窄。（2）早期血栓事件：在安全性方面，BMS主要的风险为早期的支架内血栓事件。

2. 对策

（1）再狭窄

研究发现，BMS时代发生支架内再狭窄的预测因素可分为三大类：患者相关因素、手术相关因素以及病变相关因素。患者相关因素：遗传因素、相关危险因素（如糖尿病）；手术相关因素：支架置入数量、总支架长度、重叠置入支架、支架术后即刻最小管腔内径等；病变相关因素：小血管、长弥漫病变、CTO、开口病变、钙化病变、大隐静脉桥血管病变、分叉病变等。而Gottschall等报道了BMS置入术后靶血管再次血运重建发

生的一个简单的预测评分。这一危险评分通过下述三个变量来评分：糖尿病：有1分，无0分；参照血管直径（RVD）：<3.0 mm 2分，3.0~3.5 mm 1分，>3.5 mm 0分；病变长度：<10 mm 0分，10~20 mm 1分，>20 mm 2分。随着评分的增加，TVR的发生率呈线性增加，统计学上有显著性差异：0分时TVR发生率为1.4%，1分时为4.5%，2分时为7.1%，3分时为10.4%，4或5分时为15.7%，$r=0.90$，$P<0.01$。

因此，在BMS的临床应用中，我们应根据其局限性采取相应的对策，对支架本身进行完善和改进，对患者以及病变进行合理的选择，以及正确应用PCI技术和辅助药物。

① 支架本身的不断完善

正如我们前面所介绍的，BMS的再狭窄与其支架本身的结构以及支架杆厚度密切相关。更加轻薄的支架除了可以提供更优秀的通过性能外，也可以对血管内膜产生更小的损伤。因此，选择新一代的钴铬合金BMS，如Vision支架和Coroflex Blue支架，其更薄的管壁结构能够进一步减少新生内膜的增殖。

除此之外，在传统的BMS表面进行生物材料涂层，能够为预防再狭窄提供新的思路。其主要代表支架为Titan支架，其表面的氮氧涂层可以加速内皮愈合过程，从而减少血栓事件以及再狭窄的发生。在2005年经导管心血管治疗（TCT）会议上公布的PORI研究显示氮氧化钛涂层支架（Titan）在195例患者中（B/C型病变88%），9个月MACE事件发生率为10.3%；在真实临床环境下的注册研究中，Titan组195例，Taxus组197例，两组9个月MACE发生率分别为10.3%，13.6%，$P=0.238$；两组术后30天血栓发生率分别为0和3.7%。因此我们相信，随着新型材料的出现和应用以及支架在结构设计上的更加优化，BMS仍然在PCI中扮演着很重要的角色。

② 患者和病变的合理选择

前面所介绍的BMS置入后再狭窄的相关风险都应成为BMS置

入时谨慎考虑的因素。在患者方面，糖尿病以及再狭窄体质的患者应避免应用BMS。而在病变选择上，小血管病变（<2.5 mm）、长病变（>30 mm）、钙化病变、分叉病变、CTO病变、开口病变以及静脉桥血管病变等再狭窄风险相对较高的病变，在大规模临床研究中亦不支持选择BMS。因此，通过合理地选择患者和病变，理论上可以在一定程度上减少支架内再狭窄的发生以及靶血管的再次血运重建。

（2）预防早期血栓事件：PCI技术和辅助药物的正确应用

众所周知，BMS置入后的安全性问题主要在于急性血栓事件。而早期血栓风险主要在于支架置入时是否有效扩张和充分贴壁，以及早期是否进行了充分的抗血小板治疗。因此，技术上支架应于较高压置入或高压球囊后扩张，必要时以血管内超声为指导，确保支架充分扩张和完全贴壁；而在药物方面，术前阿司匹林加噻吩吡啶类药物的负荷剂量以及术后双重抗血小板治疗至少4周，可以在一定程度上有效避免急性和亚急性支架内血栓形成。

（3）BMS再狭窄的血运重建选择

BMS置入后再狭窄是裸支架时代困扰冠心病介入治疗医生的主要难题。在不断的探索和研究过程中，我们逐渐尝试了诸如单纯球囊扩张、切割球囊、支架内放射治疗等手段，但直到DES出现，才为治疗BMS置入后再狭窄带来了新的希望。在随后的针对再狭窄病变的ISAR-DESIRE研究中，SES和PES与单纯PTCA相比，明显减少再狭窄率以及靶血管的再次血运重建。而SISR研究也证实，相比支架内放射治疗，DES可以进一步减少晚期管腔丢失和靶血管重建失败率。因此，在目前最新指南中推荐中，BMS置入后再狭窄首先建议置入DES，为Ⅱa类适应证，B级证据。

（二）药物洗脱支架

DES的出现为冠心病介入治疗带来了一场革命，将介入治疗术后再狭窄率由单纯 PTCA 时代的 30%～40%，经过 BMS 时代的 15%～20%，降低到了现在的 0～9%，甚至可以说，DES 的出现是冠状动脉介入治疗的里程碑之一，具有划时代的意义，冠状动脉介入治疗已进入 DES 的时代。然而，正当大家仍沉浸在 DES 给我们不断带来的欣喜之中的时候，2006 年 9 月巴塞罗那欧洲心脏病学术大会（ESC）/世界心脏病学术大会（WCC）会议上的两项荟萃分析和 BASKET-LATE 研究的发表震惊了世界，人们开始真正关注和置疑 DES 的晚期安全性问题。同时相对较高的费用也成为另一个限制 DES 应用的因素。

1. 局限性

(1) 晚期和极晚期支架内血栓形成

2006 年发表的 BASKET-LATE 试验，比较 DES 和 BMS 在晚期（使用 6 个月氯吡格雷停用以后）与支架血栓相关的临床事件的发生率。研究结构中，使用 DES 发生血栓相关事件的概率为 BMS 的 2～3 倍，DES 发生心源性死亡或非致死性心肌梗死的概率为 BMS 的 4 倍。因此研究者令人震惊地提出，在实际应用中，每 100 例使用 DES 的患者中，6 个月可避免 5 次靶血管重建事件，但可导致 3.3 个患者死亡或非致死性心肌梗死事件。而 Camenzind 等进行了选择 SES 或 PES 与 BMS 比较的随机试验，结合最新随访结果分析死亡与非致死 MI（复合终点）风险。荟萃 4 项比较 SES 与 BMS 的研究（最长随访时间 4 年）发现，SES 组死亡与非致死 Q 波 MI 发生率明显高于 BMS 组（6.3% $vs.$ 3.9%，$P=0.03$），增高达 38%。

尽管 BASKET-LATE 研究中抗血小板治疗的策略值得商榷且荟萃分析存在诸多局限性，但研究中 DES 的晚期和极晚期血栓事件已经足以使人们陷入沉思。DES 置入后支架内血栓形成发生率尽管仍然较低，但一旦出现即为致命性事件。这让我们不禁怀疑，我们曾经充满期待的 DES 是否真的非我们所愿存在致命的缺陷。虽然，其后的诸多临床研究及荟萃分析提示，

DES 的应用并不增加晚期支架内血栓形成和总体死亡率,但在令人信服的大规模多中心随机对照临床研究结果出现前,人们对 DES 的安全性的进一步探讨不会停止。

由于对 DES 支架内血栓形成的不断关注,人们也开始深入探讨其发生的机制。除了非标签应用、过早停用双联抗血小板治疗以及抗血小板药物抵抗等原因外,内皮愈合延迟、炎症及过敏反应、支架晚期贴壁不良、晚期支架内再狭窄以及血管瘤形成等,均可能为包括支架内血栓形成在内的晚期不良事件的原因。

Virmani 等提出虽然在单支简单病变中 DES 显示出了良好的抑制再狭窄的作用,但在动物实验中发现 BMS 置入后 28 天即完成内皮化,但 DES 表面却表现为不完全内皮化和持续纤维素沉积。在人体旋切及活检标本中亦发现 6 个月及 12 个月 DES 内皮愈合不良。作者将支架内晚期血栓形成、血管瘤形成以及广泛的支架周围炎症细胞浸润归因于组织对支架载体高分子聚合物的高敏反应。Joner 等通过尸体解剖研究了 DES 在人体中内皮愈合以及晚期血栓发生的机制。在 23 名置入 DES (Cypher and Taxus) >30 天的患者中,14 名患者出现晚期支架内血栓形成。DES 表面持续的纤维素沉积以及内皮细胞覆盖不全提示其延迟愈合,其内皮化程度与 BMS 相比明显降低 ($55.8 \pm 26.5\%$ $vs.$ $89.8 \pm 20.9\%$, $P = 0.0001$)。由于支架平台本身与 BMS 无异,同时药物一般均在 1 个月左右完全释放,因此第一代 DES 中,高分子聚合物本身很可能是 DES 晚期并发症的主要原因。

(2) 其他尚不明确的不良反应

尽管目前机制上不明确,临床研究结果也存在分歧,但一些晚期不良反应,如晚期贴壁不良、晚期再狭窄以及过敏反应、血管瘤等仍然成为人们关注和研究的热点。尽管目前尚未得出结论,但这些更多出现在 DES 置入后的晚期不良反应,似乎也和DES中高分子聚合物载体有一定关系。而这些不良反应也很可能参与晚期心脏事件的发生。

（3）费用较高

随着DES越来越多令人鼓舞的临床研究结果的公布，其在临床中的应用也越来越广泛。据不完全统计，美国与日本目前DES的应用已经占到了90%以上，欧洲占到了70%以上，而根据不完全统计目前中国内地DES的使用也在70%左右，有些经济发达地区的中心医院其使用率也占到了80%以上。尤其是近年来国产DES的问世，以其价格的巨大优势迅速占领国内市场，同时也更加符合我国的国情，尤其是在经济欠发达地区。但相对BMS其价格相对较高，同时其后需要更长时间的双重抗血小板治疗，更进一步增加了治疗费用。

尽管Nagle等对美国关于血运重建经济评价的研究中提示，2003年在最初接受DES的患者费用显著高于接受BMS的患者（7252 *vs.* 4395美元），而经过1年的随访期后两者总体费用接近（16 813 *vs.* 16 504美元），分析其原因与接受DES的患者再次入院率低相关。但我们仍需要更大规模以及更长时间的健康经济学研究评估DES的经济效益比。

2. 对策

（1）晚期和极晚期支架内血栓形成

① 强化抗血小板治疗：DES置入后晚期血栓事件除了其本身材料和药物外，还包括其他临床因素的影响，诸如急性冠状动脉综合征、病变血管的血栓负荷、糖尿病、分叉病变、肾衰竭以及过早停用双重抗血小板治疗等。其中过早停用双重抗血小板治疗显得尤为重要。Lakovou等对成功置入Cypher和Taxus支架后累计9个月支架内血栓事件进行分析，发现其中过早中断双重抗血小板治疗的患者有29%发生支架内血栓形成，因此作者认为坚持抗血小板治疗极为重要。因此，相关指南推荐在置入DES后，至少坚持1年双重抗血小板治疗，其后仍需坚持应

用一种抗血小板治疗。尽管有研究提示继续延长双重抗血小板治疗可以进一步减少支架内血栓事件,但仍缺乏更大规模研究的证实。

② 改善药物释放系统:DES本身的不断完善,也在另一个层面上试图减少其晚期并发症的发生。正像前面所提到的,第一代DES晚期血栓等并发症与高分子多聚物有关,因此改变药物释放系统在理论上可以在一定程度上避免晚期支架内血栓形成。第二代DES Endeavor支架应用磷酸胆碱涂层,载以药物ABT578,从而在理论上减少内皮延迟愈合的风险。在一项大规模随机双盲临床试验-ENDEAVOR Ⅱ研究中,共入选1197名患者随机分为药物支架组($n=598$)和BMS对照组($n=599$)。9个月造影随访显示药物支架组MACE发生率(7.3%)和靶血管血运重建(4.6%)均较对照组(14.4%,11.8%)明显减少($P=0.001$)。而支架内血栓形成药物支架组和BMS组无明显差异(0.5% $vs.$ 1.2%,$P>0.5$)。

而在JUPITER Ⅰ和JUPITER Ⅱ研究中,无聚合物他克莫司支架(Janus支架)同样表现出了良好的安全性,尽管仅应用3个月的双联抗血小板治疗,但未发现支架内血栓形成的病例。同时可降解DES在理论上也避免了高分子多聚物的长期刺激,可以减少其对内皮愈合的影响,减少晚期血栓事件。

③ 同时在药物方面,通过载入内皮祖细胞单抗等加速内皮愈合的药物,在理论上在减少再狭窄的同时,可以大大减少支架内血栓的形成,从而明显增强其晚期安全性。在HEALING Ⅱ研究中,63名置入内皮祖细胞捕获支架的患者完成9个月临床随访,没有发现亚急性和晚期血栓形成。靶病变血运重建率为6.3%,总体MACE发生率为7.9%。但其长期有效性和安全性需要更大规模的临床研究证实。

(2) DES置入后再狭窄

DES置入再狭窄在临床实践中是一个相当棘手的问题。目前尚无相关临床试验证实可以选择另一种药物DES作为可供考虑的血运重建策略,因此在指南中对于DES再狭窄病变再次选择置入DES为Ⅱb类适应证。支架内放射治疗可能是另一个可以选择的方法,但似乎选择CABG治疗更为可靠。

(3) 总体治疗费用

正如前面提到的,DES本身费用高于BMS,尽管由于其减少了因再狭窄再次住院和靶血管血运重建,可能抵消其高费用的劣势,但相对较高的费用依然成为增加患者和国家医疗负担的重要因素。

因此,改善其健康经济效益显得更加重要。我们可以通过以下几个方面提高经济效价。首先,加强DES国产化的进程。在严格控制质量的前提下,鼓励DES国产化。其次,研发加速内皮愈合的新型支架,减少双联抗血小板治疗的时间。再次,慎重评价应用DES的指征。

四、DES和BMS选择的原则

正如前面所述,目前没有一种支架是完美无缺的。DES和BMS的局限性决定了我们在面对每一名患者、每一个病变时,必须根据其特点作出相应的选择,以达到最理想的治疗效果和经济效益。下面根据2009年中国《经皮冠状动脉介入治疗指南》(以下简称《指南》),对两种支架的选择进行相应的介绍。

(一) 药物洗脱支架

1. 患者的选择

由于有潜在晚期血栓的风险,置入DES要求能够坚持一年的双重抗血小板治疗。其中必须在一年内进行手术治疗的患者,以及由于其他因素无法长期应用双重抗血小板治疗的患者(比如依从性较差以及经济条件无力负担者),不适合置入DES。

2. 病变的选择

(1) 标签内应用:DES在早期大规模临床试验中证实其有

效性优于BMS亚组,其应用人群为病情稳定的原位病变、参考血管直径2.25～4.00 mm、病变长度＜30 mm,这是DES应用中证据最为充分的指征,已被早期诸如RAVEL、SIRUS、TAXUS-Ⅱ等临床研究充分证实,同时也已写入DES说明书中。在《指南》中为Ⅰ类适应证,A级证据。

(2) 标签外使用:DES的标签外应用,主要包括除简单新发病变以外的其他高再狭窄风险病变。

正如前面在循证医学证据章节中提到的,在针对完全闭塞病变的PRISON Ⅱ试验、针对长病变的TAXUS Ⅵ试验、针对分叉病变的SCANDSTENT试验以及针对急性心肌梗死患者的TYPHOON试验,发现尽管DES组再狭窄发生率、TLR以及心血管事件发生率与既往SIRIUS和TAXUS系列研究(标签内应用)相比较高,但是与BMS相比还是具有显著的优势。因此,在上述病变和临床情况下,相比BMS,更加推荐应用DES。其中,慢性完全闭塞病变中应用DES在《指南》中为Ⅰ类适应证,B级证据。而长病变、分叉病变以及急性心肌梗死均为Ⅱa类适应证,证据级别为B。而在BMS置入后再狭窄的病例中,由于ISAR-DESIRE等研究的支持,《指南》中推荐应用DES。

(二) 金属裸支架

1. 患者的选择

由于BMS置入后内皮化可在最短一个月左右完成,因此对于无法耐受长期双重抗血小板治疗的人群,BMS应作为首先考虑的选择。这些患者主要包括出血高危人群(如肝肾功能受损者以及高龄患者等)、对抗血小板药物过敏或有严重不良反应、近期拟行手术(包括心脏/非心脏外科手术、起搏器植入、组织活检等)。同时对药物支架中的药物和涂层材料过敏的患者,只能选择BMS。当然,由于经济原因,无法负担DES以及后续的长期双重抗血小板治疗,也是选择BMS的另一个主要原因。

2. 病变的选择

在病变的选择方面主要包括再狭窄低危的大血管病变以及一些特殊的病变,比如瘤样扩张病变和血栓负荷过重的病变。

在对 SIRIUS 研究以及 TAXUS Ⅴ 中≥4.0 mm 的病变进行分析发现,DES 和 BMS 的 6 个月靶病变的血运重建率间的差异无显著性,而 MACE 亦相似。而 Kaiser 等在对>3 mm 的病变中置入 Cypher、Taxus 以及 Vision 支架进行比较,发现随访 18 个月 MACE 以及非心肌梗死相关的靶血管血运重建率相似,差异无统计学意义。因此,在再狭窄相对较低的大血管病变(>3 mm)中选择 BMS 似乎可以提高其医疗效益。但同样需要更大规模的临床研究证实。

而在一些特殊病变,诸如瘤样扩张和血栓负荷过重的病变中,应用 DES 可能增加支架内血栓事件的风险,因此在上述病变中应考虑置入 BMS。

尽管《经皮冠状动脉介入治疗指南》为我们选择介入治疗方案提供了有力的指导,但在实际临床实践中,我们仍需根据每名患者不同的临床情况和病变特征,谨慎而个性化地进行选择。同时,我们也期待更多的大规模临床研究为我们提供更有意义的循证医学证据,让我们能够为患者选择最为合适的 PCI 策略。

(霍 勇 郑 博)

参考文献

1. A. R. Gruntzig, A. Senning, W. E. Siegenthaler, Nonoperativedilatation of coronary-artery stenosis: percutaneous transluminal coronary angioplasty, N. Engl. J. Med, 1979, 301: 61 - 68.
2. D. R. Holmes Jr., R. E. Vlietstra, H. C. Smith, et al. Restenosis after

percutaneous transluminal coronary angioplasty (PTCA): a report from the PTCA Registry of the National Heart, Lung, and Blood Institute, Am. J. Cardiol, 1984, 53: 77C-81C.
3. C. E. Essed, B. M. van den, A. E. Becker, et al. Transluminal coronary angioplasty and early restenosis. Fibrocellular occlusion after wall laceration. Br. Heart J, 49 (1983) 93-396.
4. J. A. Bittl, D. P. Chew, E. J. Topol, et al. Meta-analysis of randomized trials of percutaneous transluminalcoronary angioplasty versus atherectomy, cutting balloon atherotomy, or laser angioplasty. J. Am. Coll. Cardiol, 2004, 43: 936-942.
5. P. W. Serruys, P. de Jaegere, F. Kiemeneij, et al. A comparison of balloon-expandablestent implantation with balloon angioplasty in patients with coronary artery disease. N. Engl. J. Med, 1994, 331: 489-495.
6. D. L. Fischman, M. B. Leon, D. S. Baim, et al. A randomized comparison of coronary-stent placement and balloon angioplasty in the treatment of coronary artery disease. Stent Restenosis Study Investigators. N. Engl. J. Med, 1994, 331: 496-501.
7. U. Sigwart, J. Puel, V. Mirkovitch, F. Joffre, L. Kappenberger. Intravascular stents to prevent occlusion and restenosis after transluminal angioplasty. N. Engl. J. Med, 1987, 316: 701-706.
8. P. W. Serruys, P. de Jaegere, F. Kiemeneij, et al. Emanuelsson, J. Marco, V. Legrand, P. Materne, A comparison of balloon-expandable-stent implantation with balloon angioplasty in patients with coronary artery disease. Benestent Study Group. N. Engl. J. Med, 1994, 331: 489-495.
9. D. L. Fischman, M. B. Leon, D. S. Baim, et al. A randomized comparison of coronary-stent placement and balloon angioplasty in the treatment of coronary arterydisease. N. Engl. J. Med, 1994, 331: 496-501.
10. A. Kastrati, J. Mehilli, J. Dirschinger, et al. Intracoronary stenting and angiographic results: strut thickness effect on restenosis outcome (ISAR-STEREO) trial. Circulation, 2001, 103 (23): 2816-2821.
11. J. Pache, A. Kastrati, J. Mehilli, et al. Intracoronary stenting and an-

giographic results: strut thickness effect on restenosis outcome (ISAR-STEREO-2) trial. J. Am. Coll. Cardiol, 2003, 41 (8): 1283-1288.
12. R. Hoffmann, G. S. Mintz, G. R. Dussaillant, et al. Patterns and mechanisms of in-stent restenosis. A serial intravascular ultrasound study. Circulation, 1996, 94: 1247-1254.
13. Sousa JE, Costa MA, Abizaid A, et al. Two-year angiographic and intravascular ultrasound follow-up after implantation of sirolimus-eluting stents in human coronary arteries. Circulation, 2003, 107: 381-383.
14. Sousa JE, Costa MA, Abizaid A, et al. Late four-year angiographic and intravascular ultrasound follow-up of patients treated with sirolimuseluting stents. Circulation, 2005, 111: 2326-2329.
15. Morice MC, Serruys PW, Sousa JE, et al. A randomized comparison of a sirolimus-eluting stent with a standard stent for coronary revascularization. N Engl J Med, 2002, 346: 1773-1780.
16. Grube E, Silber S, Hauptmann KE, et al. TAXUS I : six-and twelve-month results from a randomized, double-blind trial on a slow-release paclitaxel-eluting stent for de novo coronary lesions. Circulation, 2003, 107 (1): 38-42.
17. Tanabe K, Serruys PW, Degertekin M, et al. Chronic arterial responses to polymer-controlled paclitaxel-eluting stents: comparison with bare metal stents by serial intravascular ultrasound analyses: data from the randomized TAXUS-II trial. Circulation, 2004, 109 (2): 196-200.
18. Lomos PA, Hoya A, Goedhart D, et al. Clinical, angiographic, and p rocedural p redictors of angiographic restenosis after sirolimus-eluting stent implantation in complex patients: an evaluation from the rapamycin-eluting stent evaluated at rotterdam cardiology hosp ital (RESEARCH) study [J]. Circulation, 2003, 108: 4872493.
19. Thuesen L, Kelbaek H, Kløvgaard L, et al. Comparison of sirolimus-eluting and bare metal stents in coronary bifurcation lesions: subgroup analysis of the Stenting Coronary Arteries in Non-Stress/Benestent Disease Trial (SCANDSTENT). Am Heart J, 2006, 152 (6): 1140-5.
20. Suttorp MJ, Laarman GJ, Rahel BM, et al. Primary Stenting of Totally

Occluded Native Coronary Arteries Ⅱ (PRISON Ⅱ): a randomized comparison of bare metal stent implantation with sirolimus-eluting stent implantation for the treatment of total coronary occlusions. Circulation, 2006, 114 (9): 921-8.
21. Dawkins KD, Grube E, Guagliumi G, et al. Clinical efficacy of polymer-based Paclitaxel-eluting stents in the treatment of comp lex, long coronary artery lesions from a multicenter, randomized trial: support for the use of drug-eluting stents in contemporary clinical practice. Circulation, 2005, 112: 330623313.
22. Spaulding C, Henry P, Teiger E, et al. Sirolimus-eluting versus uncoated stents in acute myocardial infarction. N Engl J Med, 2006, 355: 1093-1104.
23. Pfisterer M, Brunner-La Rocca HP, Buser PT, et al. Late clinical events after clopidogrel discontinuation may limit the benefit of drug-eluting stents: an observational study of drug-eluting versus bare-metal stents. J Am Coll Cardiol, 2006, 48 (12): 2584-2591.
24. Edoardo Camenzind, P. Gabriel Steg, William Wijns, et al. Stent Thrombosis Late After Implantation of First-Generation Drug-Eluting Stents. Circulation, 2007, 115: 1440-1455.
25. Virmani R, Kolodgie FD, Farb A. Drug-eluting stents: are they really safe? Am Heart Hosp J, 2004, 2 (2): 85-88.
26. JonerM, Finn AV, Farb A, et al. Pathology of drug2eluting stents in humans: Delayed healing and late thrombotic risk [J]. J Am Coll Cardiol, 2006, 48: 1932202.
27. Jean Fajadet, William Wijns, Gert-Jan Laarman, et al. Randomized, Double-Blind, Multicenter Study of the Endeavor Zotarolimus-Eluting Phosphorylcholine-Encapsulated Stent for Treatment of Native Coronary Artery Lesions Clinical and Angiographic Results of the ENDEAVOR Ⅱ Trial. Circulation, 2006, 114: 798-806.

第九章 冠状动脉介入治疗前后的药物辅助治疗实践

要点：

- 规范合理联合应用多种药物，尤其是溶栓药物辅助治疗，对于PCI的成败及患者的远期预后至关重要。
- 规范合理应用抗血小板和抗栓药物能有效减少PCI不良心血管病事件，同时降低出血风险。
- 加强冠心病二级预防药物治疗是减少PCI后患者病死率和不良心血管病事件复发率的重要环节。
- 强化抗血栓联合治疗可减少PCI术后急慢性心血管病事件发生率。

规范合理地联合应用多种药物，尤其是溶栓药物辅助治疗，对于PCI的成败及患者的远期预后至关重要。已有国内外研究结果提示临床实践与指南之间仍有较大差距，很大部分患者并未行血运重建，且药物治疗也不充分。近年循证医学研究不断深入，治疗指南不断更新与完善，医务工作者亦亟需加强遵循指南进行临床实践的意识，同时结合病人的具体实际情况，才能使疗效得以真正的改善，使患者真正获益！

一、术前用药

冠状动脉介入治疗前需要详细采集病史，认真查体，掌握实验室和物理检查资料并评估冠状动脉介入治疗风险，尤其术前需要了解患者肝肾功能、出凝血时间以及药物过敏史较为重要。

冠状动脉介入治疗前的药物辅助治疗主要包括抗血小板、抗凝以及相关临床情况的处置。

1. 止痛

一般情况下，病情稳定患者继续口服原有硝酸酯类、β受体阻滞剂和钙通道阻滞剂等常规用药，不必为介入手术而另加特殊药物。对于心绞痛不稳定发作者可给予硝酸甘油持续静脉滴注，10μg/min 开始，逐渐增加剂量至症状缓解或者至最大耐受剂量。术前仍有心绞痛频繁发作者，建议止痛治疗，Ⅰ类建议：吗啡 2～4mg 静注，5～15 分钟后视情况可重复给药，剂量可增至 2～8mg；由于非甾体抗炎药（NSAID）增加死亡、再次心肌梗死、高血压、心力衰竭及心肌破裂危险，故在发生急性 STEMI 时应停用 NSAID，阿司匹林除外（证据水平 C）；Ⅲ类建议：住院期间不推荐使用 NSAID，阿司匹林除外（证据水平 C）。术前长期口服 β 受体阻滞剂患者，安静状态下基础心率低于 45～50 次/分时，手术当日停用一次 β 受体阻滞剂（服用较小剂量时）或减量服用（服用较大剂量时）。在急性心肌梗死早期 PCI 术前，如果没有禁忌证，无论患者是否接受溶栓治疗或直接 PCI，均应立即给予口服 β 受体阻滞剂，可以缩小梗死面积，减少威胁生命的心律失常，缓解心绞痛，降低病死率。怀疑冠状动脉痉挛者术前口服长效二氢吡啶类钙通道阻滞剂。

2. 减轻焦虑

焦虑或者精神紧张患者可在介入治疗术前一晚口服镇静剂，也可在操作开始前肌肉或静脉注射镇静剂，必要时重复。

3. 抗血小板治疗

（1）阿司匹林：血栓素 A2（TXA2）是具有促进血小板聚集的介质之一，阿司匹林不可逆地抑制环氧化酶，因此阻断了血小板 TXA2 的合成，而发挥抗血小板作用，属于中等强度的抗血小板药物，口服后 1 小时起效，每天 1 次，达药物稳态浓度后停用，抗血小板作用可持续 7 天。术前应用阿司匹林可使急性冠状动脉闭塞的危险性降低 50%～70%。

① 对于未使用过抗血小板药物的 ACS 患者，需要迅速抑制血小板功能，至少 PCI 术前 2 小时，最好 24 小时前口服较大剂量水溶性阿司匹林，300 mg，若无水溶性阿司匹林制剂，可应用肠溶片嚼服，以促进药物尽快经胃肠道吸收，或者术前 2～3 天服用，每日 300 mg。

② 对于术前已经接受阿司匹林治疗的患者，术前继续口服 100～300 mg/d 即可。

(2) 氯吡格雷：属于噻吩吡啶类药物，不可逆地抑制血小板 ADP 受体，从而阻断活化血小板释放的 ADP 所诱导的血小板聚集，抗血小板作用强于阿司匹林，并与阿司匹林具有协同作用，联合应用较任何一种药物单独应用可以更大程度地抑制血小板聚集。噻吩吡啶类药物和阿司匹林合用已成为预防冠状动脉支架置入术后并发症的标准治疗。目前噻吩吡啶类药物有：氯吡格雷和噻氯匹啶，它们均有较强的血小板抑制作用，疗效相似，但噻氯匹啶发生粒细胞缺乏症（1%）和血小板减少症的副作用多于氯吡格雷，目前临床上已基本被氯吡格雷取代，后者少有服用后发生血小板减少性紫癜的报道。

给药时间：噻吩吡啶类药物的抗血小板抑制作用滞后，但给予负荷量后抗血小板作用迅速出现，介入术前 6 小时或者更早服用者，给予氯吡格雷 300 mg 负荷量，PCI 术前给更高剂量的氯吡格雷（450～600 mg）较常规负荷量 300 mg 可以使其抗血小板作用更为迅速，从而使行紧急介入治疗术的患者获得更多的益处；术前 6 小时以内或者急诊 PCI，给予氯吡格雷 600 mg 负荷量，若时间点落在接受溶栓治疗 12～24 小时内，可考虑给予 300 mg。对于阿司匹林禁忌患者术前至少 6 小时给予氯吡格雷 300 mg 负荷量，同时术时联用血小板糖蛋白（GP）Ⅱb/Ⅲa 受体拮抗剂。

(3) 血小板糖蛋白（GP）Ⅱb/Ⅲa受体拮抗剂：纤维蛋白原与GPⅡb/Ⅲa受体相结合，成为血小板聚集的"共同最后通路"，目前有较多临床试验证据支持的三种静脉制剂为：阿昔单抗（abciximab）、埃替非巴肽和替罗非班。GPⅡb/Ⅲa拮抗剂的主要副作用是出血和血小板减少症，通常停药或输注血小板后可缓解。GPⅡb/Ⅲa受体拮抗剂是目前最强的抗血小板药物，根据现有的证据GPⅡb/Ⅲa受体拮抗剂适用于UA/NSTEACS患者或有其他临床高危因素的患者。GPⅡb/Ⅲa受体拮抗剂主要降低PCI的急性缺血事件，如存在残余夹层、血栓或干预效果欠佳时，常常在PCI术中或术后即刻使用阿昔单抗来进行补救，但是这种做法并没有经过前瞻性研究验证。

在诊断性血管造影前开始还是PCI前开始应用GPⅡb/Ⅲa受体拮抗剂还没有更多的证据，根据现有的证据，在血管造影前应用替罗非班和埃替非巴肽能明显获益。而阿昔单抗主要对24小时内计划行PCI的患者有益，对于非介入治疗的患者不建议应用阿昔单抗。指南推荐：STEMI行PCI的患者尽早应用GPⅡb/Ⅲa受体拮抗剂（Ⅱa类推荐），UA/NSTEMI未服用氯吡格雷患者应给予GPⅡb/Ⅲa受体拮抗剂（Ⅰ类推荐），已经服用氯吡格雷的UA/NSTEMI患者可联用一种GPⅡb/Ⅲa受体拮抗剂（Ⅱa类推荐）。

阿昔单抗是GPⅡb/Ⅲa受体的单克隆抗体片段，半衰期12～24小时，抗血小板效果确切，FDA批准其用于18小时内拟行PCI高危患者，术前10分钟静脉注射5mg/kg，继以0.125μg/（kg·min）持续静点12小时；依替非巴肽，半衰期2.5小时，FDA批准其用于ACS患者，术前应用2次，间隔10分钟，注射负荷剂量180μg/（kg·min），术后以2μg/（kg·min）持续静点18～24小时。替罗非班半衰期2小时，FDA批准其用于ACS患者，术前3分钟内静脉注射负荷剂量10μg/（kg·min），继以0.15μg/（kg·min）持续静点18～24小时。

2009中国《经皮冠状动脉介入治疗指南》（以下简称《PCI治疗指南》）仍然强调急诊PCI治疗应辅以阿司匹林、氯吡格雷、普通肝素和GPⅡb/Ⅲa受体拮抗剂（优选阿昔单抗）；不建议应用磺达肝癸和低分子肝素；有研究提示比伐卢定并不优于肝素和GPⅡb/Ⅲa受体拮抗剂。不推荐西诺他唑及双嘧达莫（dipyridamole）作为抗血小板药物应用。

4. 糖尿病病人的术前准备

由于术前禁食，已应用胰岛素治疗患者于手术日清晨减半量使用，静脉补充液体时应含葡萄糖；患者如基础血清肌酐≥1.5 mg/dl，术前48小时应开始停用二甲双胍，防止其增加对比剂导致的肾功能障碍可能性，肾功能正常者术前48小时暂停用，术前、术后充分补液，术后可继续口服二甲双胍治疗。

5. 肾功能损害高危患者的术前准备

临床已存在肾功能不全、糖尿病肾病或者既往出现过对比剂肾功能损害的患者，术后容易发生急性肾衰竭，尤其是术中应用离子型对比剂、高渗透压对比剂、对比剂过量（>300 ml）以及存在血容量不足、心功能不全、高血压、并用肾毒性药物和高龄患者等情况下容易发生。少见的原因有血管紧张素转换酶抑制剂诱发的肾缺血、肾动脉粥样硬化斑块脱落引起的栓塞、降主动脉夹层和IABP放置位置过低影响肾血流。2009中国《PCI治疗指南》把使用对比剂后24~72小时内发生的急性肾功能损害命名为对比剂导致的急性肾损伤（CIN），其主要病理改变是急性肾小管坏死，通常以血清肌酐水平较使用对比剂前升高25%以上或者绝对值增加44.2 μmol/L以上作为诊断标准，临床多表现为非少尿型急性肾衰竭，常因术后2~5天忽略检查尿常规和肾功能全套而漏诊。

肾功能损害的治疗除针对病因外，药物治疗以扩容、利尿为主，还可给予小剂量多巴胺扩张肾血管、增加肾血流。目前术前足量有效的水化疗法是使用最早、最为广泛接受的、可减少CIN发生的主要措施。一般选用生理盐水或重碳酸盐溶液等渗晶体液,目前无证据表明重碳酸盐溶液比生理盐水更为有效,也无证据表明口服补液效果和静脉输注生理盐水效果相当,临床多使用等张生理盐水治疗,方法:术前2～3小时开始持续静脉点滴等张生理盐水1.0～1.5 ml/(kg·h)至术后10小时,保持尿量75～125 ml/h,以促进对比剂排泄,维持稳定的血压和尿量。并存左心功能不全的患者应同时利尿治疗并于有创血流动力学监测下指导补液,防止出现肺水肿,如果尿量低于40～60 ml/h,应增加静脉补液量。其次药物治疗:目前尚处在研究阶段,这些药物有N-乙酰半胱氨酸、抗氧化剂、他汀类、小剂量多巴胺、前列腺素E1、茶碱、多巴胺-1受体激动剂、钙通道阻滞剂等,但尚无证据表明上述药物预防和治疗CIN有效。需要注意的是预防CIN的有效手段是选择合适的对比剂并尽量减少对比剂剂量,重视患者术前术后的肾功能评价,而且单用血清肌酐水平不足以准确评价肾功能,尤其是老年、女性或低体重患者,肾小球滤过率及肌酐清除率(CrCl)更能准确反映肾功能情况,认真评估UA/NSTEMI患者的肌酐清除率(CrCl)尤为必要,对于肾功能不全的患者,应据此适当调整药物剂量(Ⅰb类证据),术前至少24～48小时至术后48小时停用有肾毒性的药物,包括非甾体抗炎药、双胍类药物、环孢素、某些抗生素等,谨慎推荐襻利尿剂,对于慢性肾脏疾病患者(CKD)行冠状动脉造影或介入治疗时,应首选非离子型等渗对比剂,以防止对比剂肾病(CIN)发生(Ⅰa类证据)。对于严重肾功能障碍患者(血清肌酐>176.8 μmol/L)如药物治疗无效,必要时考虑血液透析治疗。

肾功能障碍会影响低分子肝素排泄,严重肾功能不全时最好使用普通肝素抗凝,同时监测ACT或者PT,据结果调整药物剂量,同时采取其他相关措施防止出血事件的发生。

6. 长期口服华法林抗凝患者的术前准备

因房颤和安装有人工心脏机械瓣的患者长期口服华法林预防血栓栓塞，冠状动脉介入治疗增加出血风险，PCI术前5天左右停用华法林，监测INR和PT至接近正常，其间应使用肝素替代抗凝，术后再恢复口服华法林，监测INR和PT至其达到目标值时再停用肝素。

7. 心功能不全患者的术前准备

术前应严格控制患者血容量，防止体液潴留诱发心力衰竭发作，如果患者有足够的血容量，必要时可使用利尿剂和小剂量多巴胺[5μg/(kg·min)]治疗，对于血容量状态不明的患者建议应用右心导管和血流动力学监测。

术前应用β受体阻滞剂与ACEI联合治疗可增加在冠状动脉介入治疗过程中心肌对于球囊扩张导致心肌缺血的耐受性。对于急诊PCI伴有明显左心功能不全患者应使用主动脉内球囊反搏（IABP），以稳定血流动力学状态，有利于手术安全进行。

8. 过敏体质患者的术前准备

部分患者既往有非离子型对比剂过敏史、药物过敏性休克史或者对多种药物过敏，应尽量选择全身副作用小的非离子型对比剂，术前可使用非离子型对比剂进行静脉碘过敏试验，于操作开始时静脉注射地塞米松。也可预先使用肾上腺皮质激素和抗组胺药物预防过敏反应发生，具体可于术前3天给予泼尼松10mg，每日3次，或者术前12~18小时开始口服泼尼松40mg，每6小时1次，同时联用抑制胃酸分泌药物和抗组胺药。术中密切观察患者有无过敏反应，注意及时给予静脉注射激素（地塞米松5~10mg，氢化可的松50~100mg），静脉或肌肉注射抗组织胺剂（异丙嗪25~50mg）。气管痉挛者静脉注射肾上腺素1~2mg、静脉滴注氨茶碱25~50mg，必要时气管插管；休克者应用生理盐水扩容，分次静脉注射阿托品0.5~2mg，升压药（多巴胺、间羟胺）因可促使组织胺及慢反应物质释放，仅在休克时考虑。

对于阿司匹林过敏患者，术前给予氯吡格雷 300 mg 负荷量，术后每日 75 mg。

二、冠状动脉介入治疗术后辅助用药

冠状动脉介入治疗术后用药与介入治疗成败和远期疗效密切相关，必须引起重视，主要包括防止术后并发症和加强冠心病二级药物预防。

1. 抗血小板治疗

① 阿司匹林：术后对于无阿司匹林过敏和高出血风险的患者继续口服 100～300 mg/d，置入金属裸支架（BMS）者口服至少 1 月；置入雷帕霉素洗脱支架患者服用 3 个月，置入紫杉醇洗脱支架患者服用 6 个月，之后改为 100 mg/d 长期服用（Ⅰ类推荐），术后对于顾忌出血风险患者可给予低剂量阿司匹林 75～100 mg/d 治疗（Ⅱa 类推荐），对于阿司匹林不能耐受（如严重的胃肠道不适及过敏反应）的患者可单纯口服氯吡格雷，但头 2 周剂量加倍（Ⅰ类推荐）。对于具有心血管疾病病史的糖尿病患者应用阿司匹林 75～162 mg/d 作为二级预防措施。

阿司匹林抵抗的机制和相关临床问题尚未确定，以血小板聚集率的检测来定义阿司匹林抵抗也没有确定，目前尚没有一种公认的检测血小板功能的方法可作为评价阿司匹林在个体中抗血小板效果的指标。

② 氯吡格雷：对于置入药物释放支架（DES）的患者若无出血风险术后口服氯吡格雷 75 mg/d 至少 12 个月，对于置入金属裸支架（BMS）的患者术后口服氯吡格雷 75 mg/d 至少 1 个月，最好坚持口服 12 个月，若患者存在较高出血风险，至少口服氯吡格雷 75 mg/d 2 周（Ⅰ类推荐）。

对于单纯 PCI 未置入支架的 STEMI 患者术后口服氯吡格雷 75 mg/d 2 周（Ⅰ类推荐）；对于未行再灌注治疗的 STEMI 和非 STEMI 患者择期 PCI 后可长期口服氯吡格雷 75 mg/d（1 年）

（Ⅱa类推荐）。

与阿司匹林相似，氯吡格雷也存在"药物抵抗"问题，传统用药剂量时发生率约为4%～30%，并且认为这些患者发生血栓栓塞的危险较高。PCI术后发生亚急性血栓形成的患者，可能出现恶化或致命的风险（无保护的左主干，左主干分叉），可能需要进行血小板聚集力的测定，如果发现血小板聚集抑制低于50%，可以将氯吡格雷剂量增加到150 mg。并且氯吡格雷可以和任何他汀类药物合用。

③ 血小板糖蛋白（GP）Ⅱb/Ⅲa受体拮抗剂：对于择期PCI并置入支架的高危患者或者高危病变（如ACS、桥血管狭窄、CTO病变、血栓病变）在权衡出血和获益风险的基础上可考虑应用GPⅡb/Ⅲa受体拮抗剂（Ⅱa类推荐）。对于接受直接PCI或未接受再灌注治疗的急性STEMI患者，除阿司匹林和其他抗血小板治疗外，推荐应用抗凝血酶制剂治疗（ⅠA级）。

2. 直接凝血酶抑制剂（DTI）

共有三种直接凝血酶抑制剂：水蛭素、比伐卢定（bivalirudin）和阿加曲班（argatroban），在PCI术中作为肝素替代物。水蛭素可减少早期缺血事件，但出血危险增加。与水蛭素的类似物不同，多肽类抑制剂比伐卢定与单用普通肝素比较，具有出血危险少的优势。目前，公认的直接凝血酶抑制剂适应证为发生肝素诱导血小板减少症（HIT）时替代肝素。比伐卢定对出血高危患者如高龄、肾功能不全者有优势，对于出血高危的PCI患者，比伐卢定与GPⅡb/Ⅲa拮抗剂联用优于肝素与GPⅡb/Ⅲa拮抗剂联用。

稳定型心绞痛患者不推荐使用DTI作为最初常规的抗凝治疗，其仅用于肝素诱导血小板减少症的患者。

针对中高危NSTE ACS患者，ACUITY研究结果显示单独应用比伐卢定，严重出血终点事件明显降低，比伐卢定的临床净获益明显优于阿司匹林联用氯吡格雷组，以及普通肝素

(UFH)或依诺肝素加 GP Ⅱ b/Ⅲ a 受体拮抗剂组。该研究为临床中高危 NSTE ACS 患者早期进行介入治疗的抗凝治疗提供新的思路,比伐卢定可以替代普通肝素或依诺肝素,但是当与糖蛋白Ⅱ b/Ⅲ a 受体拮抗剂合用时,应用比伐卢定的临床净获益更多。

3. 抗凝治疗

对于 PCI 后需要联用华法林、阿司匹林和（或）氯吡格雷治疗的患者（如急性心肌梗死合并心房颤动）建议 INR 控制在 2.0～2.5,避免增加出血风险,且尽量选择金属裸支架（BMS）,阿司匹林和（或）氯吡格雷剂量均为 75 mg/d（Ⅰ类推荐）。已有随机试验表明以华法林为代表的维生素 K 拮抗剂对于支架置入患者早期的效果比单用阿司匹林并未提高,对于无其他抗凝治疗指征的 PCI 患者,无需术后常规使用华法林。

对于最终造影结果良好,残余狭窄＜30%,TIMI 血流Ⅲ～Ⅳ级,无冠状动脉内血栓形成和夹层分离者,不推荐术后使用肝素；对于术后需要使用肝素（如持续 IABP）,应该监测 PT 和 ACT 在安全范围内,防止出血,同时在术后 6～24 小时内逐渐将肝素减量,不能立刻停药,立刻停药可能会导致凝血酶合成反跳而突然致血栓形成闭塞冠状动脉,另外术后持续静脉应用肝素也可能导致抗凝血酶Ⅲ耗竭而增加血栓形成风险。

对于支架置入术后肝素的应用,多数专家认为行非复杂性 PCI 患者和单支血管病变术后不应常规使用普通肝素抗凝（Ⅰ类推荐）,对于急性冠状动脉综合征、小血管病变、多支血管病变、长支架、长病变以及长病变而支架未完全覆盖病变患者术后应使用肝素抗凝,部分可能诱发深静脉血栓形成的高凝状态和高龄患者术后也可使用肝素抗凝,在 PCI 后监测 ACT＜170 秒时拔除鞘管后 0.5～1 小时开始使用肝素,先予 2000～3000 IU 冲击剂量,接着以 10～15 IU/min 速度持续静脉点滴 24～48 小时,期间监测 ACT 或者 PT,据结果调整肝素用量,直至替代口服抗凝的华法林达到治疗效果，也可由低分子肝素替代治疗至术后1周左右。部分急性心肌梗死患者术后可联合应用肝素和替非罗班持续静脉点滴24～48小时，待病情稳定后停用，停药4～6小时后拔除鞘管，继续给予肝素或者低分子肝素治疗5～7天，或者术后单纯应用低分子肝素皮下注射3～7天，无需监测ACT和PT。

女性患者术后出血的并发症发生率多于男性，因此术后女性的抗凝应避免过于积极，需要根据体重和ACT调整抗凝剂剂量。与普通肝素相比，直接凝血酶抑制剂比伐卢定应用在女性患者可以显著减少出血的风险。

4. 强化降糖治疗

最新流行病学研究及充分证据显示，调整生活方式、全面控制各种危险因素并严格控制糖尿病患者血糖水平有助于降低微血管病变与糖尿病神经病变发生率，强化血糖控制（HbA1C<6.5%）可显著减少新发蛋白尿或原有蛋白尿恶化。

注意事项：对于病程较短且无动脉粥样硬化病变证据的2型糖尿病患者，强化降糖治疗可能有助于减少心血管并发症。然而，对于病程较长、有严重低血糖史、有明显动脉粥样硬化病变证据、高龄或体质较差的2型糖尿病患者，强化降糖治疗可能弊大于利。对于病情较重的患者，医务人员在降糖治疗过程中应高度警惕低血糖的发生。对于常规治疗措施不能满意控制血糖者，不应过激治疗试图使其HbA1C接近或达到正常范围。目前无需对降糖治疗目标值作明显调整，但应更加强调个体化治疗。在预防微血管并发症方面，将HbA1C控制在7%以下可以降低微血管病变与神经病变发生率，对于非妊娠成年患者一般仍应以HbA1C<7%作为血糖控制的目标值（Ⅰ类推荐，A级证据）。在预防大血管并发症方面，强化血糖控制（将HbA1C控制在7%左右或更低）可能有助于降低远期大血管事件的危险性（Ⅱb类推荐，A级证据）。

对于部分特殊患者，需要灵活掌握降糖治疗目标值，采取个体化的治疗策略。DCCT 以及 UKPDS 等临床试验的亚组分析以及 ADVANCE 试验的微血管事件结果均显示，将 HbA1C 控制在接近于正常水平时，其微血管结局呈现出微弱但递增的获益。因而对于部分经选择的患者，如果不发生低血糖与其他治疗相关性的不良反应，将 HbA1C 控制于较 7% 更低的水平是合理的。这类患者主要包括病程较短、预期寿命较长且无明显心血管疾病者（Ⅱa 类推荐）。

相反，对于具有严重低血糖病史、预期寿命较短、已发生明显微血管或大血管并发症、并存多种疾病的患者，以及糖尿病病史较长、经过良好的糖尿病自我管理教育、合理的血糖检测、使用有效剂量的多种降糖药物（含胰岛素）治疗后仍不能达到上述目标值者，则应采取较为宽松的降糖治疗策略（Ⅱa 类推荐）。

在糖尿病患者心血管并发症的一级和二级预防方面，应遵照现有循证医学证据，更加重视血压达标，应用他汀类药物降胆固醇治疗，预防性应用阿司匹林，戒烟以及改善生活方式。

5. β 受体阻滞剂

二级预防中应用 β 受体阻滞剂既有利于改善心室重构，进一步减少心力衰竭发生，又能通过降低心源性死亡、心源性猝死和再发心肌梗死，显著降低病死率和心血管事件发生率，可使患者的存活率提高 20%～25%。且这种作用即使是在同时使用阿司匹林、溶栓药物及 ACEI 的情况下，获益依然存在。

对于冠状动脉介入术后无低心输出量，无心源性休克危险因素和其他 β 受体阻滞剂禁忌证（第二、三度房室传导阻滞、哮喘发作或反应性气道疾病）的患者，应开始长期口服 β 受体阻滞剂治疗（Ⅰ 类推荐），尤其是 MI 后、ACS、左室功能障碍（不论有无心力衰竭症状）的患者应使用 β 受体阻滞剂作为二级预防，可根据临床症状是否缓解来调整剂量，考虑到 β 受体阻滞剂的应用剂量不仅存在个体差异，不同疾病时也存在差别，在应用过程中，心率的改变常是指导用药的一个重要指标，临床实践中需要逐渐增加剂量，争取达到循证医学的靶剂量或最大耐受量，必要时以心率控制至 50～60 次/分、血压无明显降低为治疗目标。临床可选用阿替洛尔以外的对糖脂代谢等副作用的影响较小而相对新型的 β 受体阻滞剂，如具 $β_1$ 高选择性的比索洛尔或兼有 α 受体阻断作用的卡维地洛等，均不同于传统的非选择性 β 受体阻滞剂，它们对糖、脂代谢的影响以及对外周血管的不良影响相对较小，可以较安全、有效地应用于糖尿病合并高血压患者，且他们的脂溶性特点也有利于发挥减少室速室颤、降低猝死的作用。

心源性休克危险因子包括：年龄＞70 岁、收缩压＜120 mmHg、窦性心动过速＞110 次/分或心率＜50 次/分以及距 STEMI 症状发作的时间较长。

6. 降压治疗

从靶器官保护的角度来讲，β 受体阻滞剂与 ACEI 或 ARB 的联合是目前推荐用于高血压合并冠心病或心力衰竭患者的标准治疗，ACEI 或 ARB 对糖代谢的有利作用可能抵消 β 受体阻滞剂潜在的对糖代谢的不利影响，对于术后高血压患者，强化上述联合治疗使血压＜140/90 mmHg，糖尿病和慢性肾病者＜130/80 mmHg（Ⅰ类推荐）。

7. 调脂治疗

对于极高危患者（如 ACS、糖尿病）PCI 后口服他汀类药物将低密度脂蛋白胆固醇（LDL-C）控制在＜2.08 mmol/L（Ⅱa 类推荐），其他中高危者低密度脂蛋白胆固醇（LDL-C）应控制在＜2.60 mmol/L（Ⅰ类推荐）。

8. 肾素血管紧张素醛固酮系统抑制剂

① 血管紧张素转换酶抑制剂（ACEI）：除非具有禁忌证，所有左室射血分数（LVEF）≤40%以及患有高血压、糖尿病或

慢性肾病的 STEMI 患者应开始并持续应用 ACEI（Ⅰ，A）；除非具有禁忌证，非低危患者应开始并持续应用 ACEI（Ⅰ，B）（低危定义为 LVEF 正常、心血管危险因素控制良好、已接受血运重建）。

② 血管紧张素受体拮抗剂：心力衰竭或 MI 后 LVEF≤40% 以及不能耐受 ACEI 的患者建议使用（Ⅰ，A），不能耐受 ACEI 的高血压患者建议使用（Ⅰ，B）。

③ 醛固酮拮抗剂：建议用于 MI 后无明显肾功能障碍或高钾血症，且已接受治疗剂量 ACEI 和 β 受体阻滞剂、LVEF≤40%、合并糖尿病或心力衰竭的患者（Ⅰ，A）。

9. 拔管综合征

多发生在 PCI 术后拔除鞘管和股动脉穿刺时，发生率 3%～5%，多与患者精神紧张、疼痛、血容量不足、迷走神经反射亢进和术者压迫不当致下肢缺血有关。临床表现为低血压、心率减慢、面色苍白、大汗淋漓、恶心、呕吐，多为良性过程，可自行恢复，但亦有后果严重甚至死亡者。拔管前应充分镇静、麻醉止痛、建立静脉通道、扩充血容量；拔管时注意动作轻柔，注意监测心率和血压，一旦发现患者出现上述反应应当快速补液、静脉注射阿托品（每次 1mg）、多巴胺（3～5mg 静脉注射，5～10μg/kg 静脉滴注），必要时可重复。

10. 术后感染

PCI 术后感染发生率低，国外报道为 1%～2%。围术期严格无菌操作是最好的预防措施。术前可预防性给一次抗生素，术后不需常规给抗生素预防。

手术时间长、停留鞘管时间长、IABP/气管插管、心功能不全、原有肺部疾病者，术后应密切观察，可短期预防性给予抗生素。一旦发生感染应积极使用有效抗生素尽快控制。

11. 冠心病患者应每年行流感疫苗接种，提高自身免疫力，预防感染，消除引起不良心血管病事件的诱因。

12. 抗心肌缺血治疗

完全血运重建者,可以逐渐停用抗心肌缺血药物;不完全血运重建者,应继续应用抗心绞痛药物。

13. 术后出血的药物治疗

出血是 PCI 术后常见并发症之一,GRACE 登记研究显示出血提示预后不良,住院死亡率增加,并且与出血严重程度相关。出血除可致血流动力学紊乱、致栓状态外,最重要的问题之一即停用抗血小板药物导致缺血事件反弹。急性期过后 ACS 患者的出血风险降低,但是双重抗血小板治疗仍然使者长期出血的危险增加。CURE 研究中接受氯吡格雷治疗患者严重出血发生率明显增加,但致命性出血没有差异。因此,预防出血与降低患者的缺血事件同样重要。根据严重程度,出血可以分为严重出血、致命性出血、大出血和轻微出血等,但是因不同定义,其发生率不同。严重出血通常定义为:重要脏器的出血,如颅内出血,出血导致血流动力学异常或血红蛋白明显下降超过 5 g/dl。

GRACE 注册研究中严重出血的独立危险因素包括高龄、女性、出血病史、PCI、肾功能不全病史及使用 GP Ⅱb/Ⅲa 受体拮抗剂,此外,抗栓药物超量,尤其是女性、老年人和肾功能不全的患者,出血危险明显增加,其中肾功能不全可能最重要。研究强调正确评价肾功能,指出患者血肌酐水平不能反映肾功能,应该计算肌酐清除率。口服抗血小板药物,包括阿司匹林和氯吡格雷时无需调整剂量,但是静脉 GP Ⅱb/Ⅲa 受体拮抗剂需根据肌酐清除率调整剂量。推荐应用国外的两个常用出血危险评估系统 GRACE 出血计分和 CRUSADE 出血计分系统来评估患者的出血风险。出血高危患者在决定治疗策略及抗血小板治疗时应该格外谨慎。某些方法或药物能够预防抗血小板治疗相关的出血,例如有胃肠道出血病史的患者口服抗血小板治疗,预防性应用质子泵抑制剂,选择更加安全的药物及适宜的剂量,尽量减少用药时间和联合用药。

一旦发生出血，轻微出血者可以不中断抗栓药物治疗。严重出血者应中断药物治疗并中和或逆转抗栓作用。抗血小板治疗很难逆转，阿司匹林和氯吡格雷均是不可逆的血小板抑制剂，只有补充新鲜血小板才能缓慢逆转。如果需要立即纠正只有输注血小板，建议剂量按成人每 $0.5\sim0.7\times10^{11}/7\,kg$ 体重。对于目前国内使用的小分子量 GP Ⅱb/Ⅲa 受体拮抗剂，如患者的肾功能和基础状态下的血小板计数是正常的，停药 4～8 小时血小板功能即可恢复。但如需立即逆转，单纯输注血小板还不够，因为即使停药后循环中还存在大量游离分子，应补充含纤维蛋白原的血浆。输血的适应证为：需要纠正血流动力学异常（出血导致的低血压）或贫血可能需要输血。输血有不利影响，应严格掌握输血的适应证，血流动力学稳定、血细胞比容＞25％或血红蛋白＞80 g/L，可暂不输血。

14. 术后低血压的处理

冠状动脉介入治疗术后出现严重低血压状态可导致心肌缺血加重甚至冠状动脉闭塞，常规静脉快速补充生理盐水并停用硝酸酯类等扩血管药物后仍不能迅速提升血压时需考虑应用升压药物以及机械方法（IABP）维持体循环，直至找到并纠正病因，常用的升压药物包括多巴胺、多巴酚丁胺、间羟胺、去甲肾上腺素、去氧肾上腺素等。应用去甲肾上腺素起始剂量为 8～12 μg/min，待血压恢复较为理想时，逐渐改为 2～4 μg/min 维持，去氧肾上腺素起始剂量为 0.1～0.8 mg/min，待血压平稳后减为 0.04～0.06 mg/min 维持。

（黄　岚　周云飞）

参考文献

1. King SB 3rd, Smith SC Jr, Hirshfeld JW Jr, et al. 2007 Focused Update of the ACC/AHA/SCAI 2005 Guideline Update for Percutaneous

Coronary Intervention: a report of the American College of Cardiology/ American Heart Association Task Force on Practice Guidelines: 2007 Writing Group to Review New Evidence and Update the ACC/AHA/ SCAI 2005 Guideline Update for Percutaneous Coronary Intervention, Writing on Behalf of the 2005 Writing Committee. Circulation, 2008, 117: 261-295.
2. 胡大一主译. Topol 介入心脏病学. 4 版. 北京: 人民卫生出版社, 2005.
3. 胡大一, 王吉云主译. 心血管疾病药物治疗手册. 2 版. 北京: 人民卫生出版社, 2006.
4. 中华医学会心血管病学分会, 中华心血管病杂志编辑委员会. 经皮冠状动脉介入治疗指南. 2009, 中华心血管病杂质, 2009, (1).
5. 王海昌, 赵志敬主译. Mayo 心脏病学. 3 版. 北京: 科学出版社, 2008.
6. Silber S, Albertsson P, Aviles FF, et al. Guidelines for Percutaneous Coronary Interventions. The Task Force for Percutaneous Coronary Interventions of the European Society of Cardiology. Eur Heart J, 2005, 26: 804-847.
7. Steinhubl SR, Berger PD, Mann JT, et al. Early and sustained dual oral antiplatelet therapy following Percutaneous Coronary Intervention: A randomized trial. JAMA, 2002, 288: 2411-2520.
8. Stacul F, Adam A, Becker CR, et al. Strategies to reduce the risk of contrast induced Nephropathy. Am J Cardiol, 2006, 98: 59K-77K.
9. Kastrati A, Mehilli J, Dirschinger J, et al. Myocardial salvage after coronary stenting plus abciximab versus fibrinolysis plus abciximab in patients with acute myocardial infarction: a randomized trial. Lancet, 2001, 358: 605-613.
10. Brunzell JD, Davidson M, Furberg CD, et al. Lipoprotein management in patients with cardiometabolic risk: consensus conference report from the American Diabetes Association and the American College of Cardiology Foundation. J Am Coll Cardiol, 2008, 51: 1512-1524.
11. Topol EJ, Moliterno DJ, Hemenn HC, et al. Comparision of two platelet Ⅱb/Ⅲa inhibitors, tirofibanand abciximab, for the prevention of ischemic events with percutaneous coronary revascularization. N Engl

J Med, 2001, 344: 1888 - 1894.
12. McCullough PA, Bertrand ME, Brinker JA, et al. A meta-analysis of the renal safety of isosmolar iodixanol compared with low-osmolar contrast media. J Am Coll Cardiol, 2006, 48: 692 - 699.
13. Dauerman HL, Fredric PD, Miller D, et al. Current incidence and clinical outcomes of bivalirudin administration among patients undergoing primary coronary intervention for stent thrombosis elevation acute myocardial infarction. Coron Artery Dis, 2007, 18: 141 - 148.
14. Merten GJ, Burgess WP, Gray LV, et al. Prevention of contrast induced Nephropathy with sodium bicarbonate: A randomized controlled trial. JAMA, 2004, 291: 2328 - 2334.
15. Mchran R, Aymong ED, Nikolsky E, et al. A simple resk score for prediction of contrast-induced nephropathy after percutaneous coronary intervention: development and initial validation. J Am Coll Cardiol, 2004, 44: 1393 - 1399.
16. Welty FK, Lewis SM, Kowalker W, et al. Reasons for higher inhospital mortality >24 hours after percutaneous transluminal coronary angioplasty in women compared with men. Am J Cardiol, 2001, 88: 473 - 477.
17. Thomsen HS. Guidelines for contrast media from the European Society of U rogenital Radiology. AJR Am J Roentgenol, 2003, 181: 1463 - 1471.
18. Mueller C, Buerkle G, Buettner HJ, et al. Prevention of contrast media-associated nephropathy: randomized comparison of 2 hydration regimens in 1620 patients undergoing coronary angioplasty. Arch Intem Med, 2002, 162: 329 - 336.
19. Lindsay J, Apple S, Pinnow EE, et al. Percutaneous coronary intervention-associated nephropathy foreshadows increased risk of late adverse events in patients with normal baseline serum creatinine. Catheter Cardiovasc Interv, 2003, 59: 338 - 343.
20. Hirsh J, Guyatt G, Albers GW, et al. Executive Summary: American Colloge of Chest Physicians Evidence-Based Clinical Practice Guideline (8th Edition). Chest, 2008, 133 (6suppl): 71s - 109s.
21. Marenzi G, Assanelli, Marana I, et al. N-acetylcysteine and contrast

induced Nephropathy in primary angioplasty. N Engl J Med, 2006, 354: 2773-2782.
22. Khanal S, Attalah N, Smith DE, et al. Statin therapy reduces contrast induced Nephropathy: an analysis of contemporary percutaneous interventions. Am J Med, 2005, 18: 843-849.
23. Solomon RJ, Natarajan MK, Doucet S, et al. Cardiac Angiography in Renally Impaired Patients (CARE) study: a randomized double-blind trial of contrast-induced nephropathy in patients with chronic kidney disease. Circulation, 2007, 115: 3189-3196.
24. Fuster V, Moreno PR, Fayad ZA, et al. Atherothrombosis and high risk plaque: part I: evolving concepts. J Am Coll Cardiol, 2005, 46: 937-954.
25. West NE, Ruyrok PN, Disco CM, et al. Clinical and angiographic predictors of restenosis after stent deployment in diabetic patients. Circulation, 2004, 109: 867-873.
26. Lindsay J, Canos DA, Apple S, et al. Causes of acute renal dysfunction after percutaneous coronary intervention and comparison of late mortality rates with postprocedure rise of creatine kinase-MB versus rise of serum creatinine. Am J Cardiol, 2004, 94: 786-789.

第十章 复杂病变及特殊人群的 PCI 实践

要点：

- 对于 BMS，双支架策略并不优于单支架置入。
- 基于目前的循证证据，分叉病变的策略越简单越好。对于大多数的分叉病变，建议采用一个支架治疗。
- 对于左主干病变血运重建策略的推荐依然是首选 CABG，慢性稳定型心绞痛患者，部分经过选择的无保护左主干病变的 PCI（Ⅱb/B），建议使用 DES（Ⅱa/B）。
- 对于慢性完全闭塞病变 PCI 失败的病例中，导丝通过失败占 80%，故正确选择导丝是 PCI 成功的关键
- 对于 CABG 术后早期缺血（3 个月内）实施 PCI 及使用远端保护装置为Ⅰ类推荐 A 级证据。

冠状动脉复杂病变包括形态学高危病变、操作技术复杂和长期疗效有待充分证据证实的病变，ACC/AHA 从形态学定义复杂病变为 B2/C 型病变，复杂病变同 PCI 的结果密切相关，而特定的人群与 PCI 结果也有内在的关联。本章就分叉病变、左主干病变、慢性完全闭塞病变、桥血管病变的 PCI 以及老年患者、肾功能障碍患者、糖尿病患者以及女性冠心病患者的 PCI，结合指南与实际经验，分别叙述。

一、分叉病变的 PCI

分叉病变约占冠状动脉介入治疗的 10~15%，属于 ACC/AHA 病变分类中最为复杂的 C 类病变，即使在 DES 时代，其 PCI 术后的主要不良心脏事件和再狭窄的发生率较高，为最具挑战性的病变之一。

（一）分叉病变的分型

影响分叉病变 PCI 结果的主要因素是斑块的分布特征和分叉的角度。根据主支血管与分支血管的成角，将分叉病变分为 Y 型病变（主支血管与分支血管夹角<70°）与 T 型病变（主支血管与分支血管夹角>70°）。根据斑块的分布特征，现有分叉病变的分型有：Duke 分型、Lefevre 分型、Safian 分型以及近期提出的 Medina 分型和国内的陈氏分型。Lefevre 分型临床较为常用，上述分型的共同特点是没有考虑主支血管与分支血管的口径及角度，故而与治疗策略的选择关系不密切，但 Medina 分型便于记忆，而陈氏分型的特点为以分支开口有无严重狭窄病变为基础，并且考虑了主支血管斑块的空间分布，具有一定的实用意义。晚近的 Movahed 分型综合考虑了斑块的分布位置、血管直径以及分叉的角度，弥补了既往分型对治疗技术选择指导性不强的缺点，但其分型相对较为复杂，实用性尚待证实。

（二）分叉病变的 PCI 策略

治疗策略的核心是抉择单支架还是双支架。对于 BMS，双支架策略并不优于单支架置入。在 DES 时代，Nordic 研究和 BBC ONE 研究的结果均显示：单支架结合必要时分支支架的简单策略优于双支架的复杂策略。故而，处理分叉病变，应遵循尽可能简单的原则。但是简单策略并非适合所有的分叉病变，对于需要复杂策略的则不能简单化。如果需要使用双支架，究竟采用何种双支架置入技术目前尚无定论。比较 Culottes 技术与 Crushing 技术的 NORIDIC Ⅱ 研究显示：两组技术成功率相似，6个月终点事件率无差别，但Crushing组最后对吻扩张的完成率显著低于Culottes组，且术后心肌损伤标志物升高有增加的趋势。而CACTUS研究显示：较之于必要时分支支架，Crushing技术置入双支架并无优势，但也没有增加6个月的不良事件。基于目前的循证证据，对于大多数的分叉病变，建议采用一个支架治疗。通常处理分叉病变的程序为：首先评价分支血管是否存在病变及其部位，其次评价分支血管的直径及其供血的范围，第三判断分支与主支血管的角度是否<70°。对于分支血管直径>2.5 mm、口部及近段存在弥漫性病变且呈Y型夹角，应首先选择双支架策略。对于分支血管直径<2.5 mm或病变仅口部存在于开口或呈T型夹角，则应选择单支架策略。在处理分叉病变时，斑块漂移不可避免且难以预测，故而双导丝策略应常规使用，特别是对于血管直径较细但供血范围较大的分支血管应常规加以保护。2009年中国《经皮冠状动脉介入治疗指南》建议：分叉病变的策略越简单越好，主支血管置入DES而分支单纯球囊扩张为Ⅱa/B指征，而双DES置入仅为Ⅱb/B指征，不作常规推荐。

（三）分叉病变的支架技术

单支架置入技术包括：主支支架直接跨越分支技术（Crossover）、主支支架分支球囊扩张。双支架置入技术包括：T型支架技术、V型/同步对吻支架技术（SKS）、裤裙支架技术（Culottes）、挤压支架技术（Crushing）、Y支架技术。在主支和分支夹角>70°置入双支架时，可选择经典T型支架技术，支架于分支定位但不能突入主支血管并首先释放，然后主支置入支架，其缺点是支架不能完全覆盖分支口部病变。如果以主支球囊辅助分支支架定位释放或主、分支支架同时到位并先后释放则称为改良T型支架技术。在主支和分支夹角<70°置入双支架时，可选择的置入技术较多，对于分叉近端主支血管无明显病变，但其直径明显大于分叉远端主支血管直径的Y型夹角病变，如

左主干分叉病变，可考虑采用 V 型/同步对吻支架技术，两个支架同时到位，近端对齐，同时或先后释放。支架近端突出<5 mm 时，称为 V 型支架技术，如支架近端突出>5 mm 或更多，则称为同步对吻支架技术。该技术的缺陷是：一旦支架内出现再狭窄或支架远端出现新的病变，由于腔内支架脊的存在，会影响再次 PCI 的成功率，且支架释放后的序贯高压扩张有可能导致血管夹层。裤裙支架技术适合各种角度的分叉病变，可理想覆盖分支口部，分支置入支架后，穿支架网眼放入主支支架，最后行球囊对吻扩张。缺点是：分叉近端包含双侧支架网，通过支架网眼对吻成功率较低。标准的挤压支架技术为：两个支架同时到位且主支支架更偏向近端，分支支架突入主支血管 3～5 mm 并释放，然后以主支支架挤压分支支架突入部分，最后行球囊对吻扩张。由于分支口部存在三层支架网，故而标准 Crushing 支架技术的最后球囊对吻成功率较低。如果分支支架突入主支血管 2 mm，标准的 Crushing 即变为 mini-Crushing，一般认为该技术最后球囊对吻成功率高于标准的 Crushing 技术。当主支支架释放后而分支血管临时决定置入支架时，分支支架释放后以主支血管内的球囊挤压分支支架突入部分，称之为内挤压或逆挤压（Reverse Crushing）或必要时挤压支架术（Provisional Crushing）。对于分支血管直径大于主支血管直径时，分支血管即变为主支血管，此种情况按标准 Crushing 技术操作即为倒挤压（Inverse Crushing）。标准的 Crushing 要求两个支架同时到位，故而要求 8F 导引导管，在已选择 6F/7F 导引导管的情况下，可采用分支支架与主支球囊同时到位，分支支架释放后以主支球囊进行挤压，然后置入主支支架，后继步骤同标准 Crushing，此即为分步或逐步 Crushing。在上述过程中，如果分支支架释放后及主支支架置入前，先行一次球囊对吻扩张，再置入主支支架并行最后的对吻球囊扩张，此即为双对吻挤压技术（DK Crushing），DK 挤压置入技术可显著提高最后球囊对吻的成功率。Y型支架技术目前少用。

总之,分叉病变PCI治疗时需要考虑安全性与有效性。术中策略应避免分支急性闭塞而导致血流动力学障碍或PCI相关的心肌梗死,减少术后支架内栓的发生或4b型心肌梗死的出现。策略的有效性方面以减少再狭窄以及靶血管再次血运重建为目的。

二、左主干病变的PCI

(一) 定义

左主干病变是指主干狭窄程度≤50%。在冠状动脉病变中,左主干病变约占3%～5%。通常根据有无畅通的移植物桥血管和侧支循环将左主干病变分为两大类:保护性或无保护性左主干病变。保护性左主干病变是指左冠状动脉系统一支或一支以上主要分支的桥血管通畅(完全保护)或虽未行CABG,但存在良好的右向左侧支循环供应前降支和回旋支(部分保护);而无保护性左主干病变则是指未行CABG或无良好的侧支循环;病变分布可以是口部、中段、远段。

(二) 左主干病变的PCI适应证

在BMS时代,由于CABG确切的生存获益以及BMS较高的再狭窄率,使用乳内动脉的CABG一直是无保护左主干病变血运重建的首选治疗。故而在2007ACC/AHA《经皮冠状动脉介入治疗指南》中,对于无症状心肌缺血或CCSⅠ～Ⅲ级心绞痛患者、不稳定型心绞痛或非ST段抬高型心肌梗死伴严重左主干病变适合CABG者均列为PCI的禁忌证(ⅢC),仅在不适合CABG血运重建时,对上述患者实施PCI作ⅡaB类推荐。在DES时代,无保护左主干PCI的造影血管再狭窄率显著降低,注册研究和队列研究均显示左主干PCI在死亡、心肌梗死和卒中的发生率方面与CABG并无差别,但同CABG相比,其靶血管重建术和一级复合终点事件率显著高于CABG。Syntax研究无保护左主干亚组分析表明：Syntax 积分（www.syntaxscore.com）较低（0～22）或中等积分（23～32）的无保护左主干行 PCI 时一年心脑血管事件发生率与 CABG 相当，但对于积分较高（≥33）者，CABG 则显著优于 PCI。2009 中国《经皮冠状动脉介入治疗指南》对于左主干病变血运重建策略的推荐依然是首选 CABG。但根据循证证据，指南对 PCI 的适应证作出了审慎而又"积极"的推荐：慢性稳定型心绞痛患者，部分经过选择的无保护左主干病变的 PCI（Ⅱb/B），建议使用 DES（Ⅱa/B）。在日常临床实践中，抉择左主干病变的血运重建策略应个体化综合评估策略的获益风险比，包括病变的特点、个体特征（特别是心功能情况与合并疾病存在与否）、PCI 与 CABG 团队的经验以及患者的意愿。应用 Syntax 积分系统有助于识别受益于 PCI 的患者并减少并发症，而应用 Euroscore 评分系统有助于评价 CABG 手术的风险，二者结合，互补为用。通常左主干急性闭塞；心功能良好的左主干口部、中段狭窄；CABG 高危患者或不适合 CABG 以及不接受 CABG 者可考虑实施 PCI。

（三）左主干病变 PCI 技巧

1. 主干开口或中段病变

宜选择短头或侧孔指引导管，以避免引起机械性损伤和冠状动脉压力嵌顿。可预载球囊或支架于软导丝上，同步推送，待导丝通过病变后，进行快速短时间的扩张。为了减少血流中断的时间并加快球囊的排空速度，可增加球囊充盈造影剂的稀释比例。对于口部病变，要求支架精确定位，支架应突出至主动脉内 1～2 mm 释放，释放后回撤球囊高压扩张主动脉内的支架部分。主干病变的 PCI 宜选用支撑力强的管状支架。

2. 主干远段分叉病变

左主干远段分叉病变的处理基本原则同分叉病变，但难度增加，较之于口部、中段病变的临床预后更差。具体而言，左主干分叉病变的处理取决于回旋支的大小、开口部是否受累以及回旋支与前降支的角度。通常需要在前降支与回旋支均放置导丝，如主干末端病变或主干末端病变同时累及前降支，而回旋支口部未受累，支架可跨越回旋支从前降支至左主干，支架放置后，视回旋支口部的变化情况，交换导丝后行对吻扩张或于回旋支置入支架。对于主干末端真性三叉病变，如主干参考直径较小且两支血管角度<70°，可使用挤压技术或裤裙技术，如两支血管角度>70°，可使用改良T支架技术或mini-Crushing技术。双支架置入后，对支架分别行高压后扩张（>16atm）并行最终对吻扩张是降低靶血管再狭窄和减少支架内血栓的关键。

（四）IVUS在左主干PCI中的作用

IVUS能够准确评估主干病变的程度、范围、性质以及血管的参考直径，有助于抉择最佳的治疗策略和支架直径与长度的选择。药物支架释放后，支架扩张不全与贴壁不良是再狭窄与支架内血栓的重要因素，而IVUS有助于评价支架的扩张程度与贴壁状况，并能识别造影不能确认的夹层，从而改善主干PCI患者的预后。故而，中国2009《经皮冠状动脉介入治疗指南》推荐于IVUS指导下行左主干病变PCI。

三、慢性完全闭塞病变（CTO）

目前认为，CTO血运重建的肯定益处在于能够缓解心绞痛，改善左心室的整体与局部功能，提高活动耐量，减少50%的晚期CABG；其可能的益处在于为其他的血管提供潜在的侧支循环，抑制左心室重构，提高无事件生存率。

（一）定义

严格的慢性完全闭塞（chronic total occlusion，CTO）是指：血管闭塞时间≥3个月，前向血流TIMI 0级，在中国2009《经皮冠状动脉介入治疗指南》中，将血管闭塞时间≥3个月，前向血流TIMI 1级的功能性闭塞也列为CTO。冠状动脉造影CTO病变的发现率为10%~30%。

(二) CTO 病变 PCI 的适应证

2005 年 ESC《经皮冠状动脉介入治疗指南》将 CTO 置入 DES 列为 Ⅱa/C 适应证[35]；而在 2009 中国《经皮冠状动脉介入治疗指南》中，CTO 病变同样列为 Ⅱa/C 适应证，外科手术高风险的 CTO 病变为 Ⅱa/B 适应证。CTO 病变的 PCI 建议使用 DES（Ⅰ/B）。与非闭塞病变相比，CTO 病变 PCI 的成功率低，并发症、再狭窄和再闭塞率高。从技术角度，CTO 病变是 PCI 有待征服的最后顶峰。随着对 CTO 病变组织病理学特点与侧支循环认识的深化，PCI 器械的不断改进与革新，CTO 病变的成功率已经从 20 世纪 80 年代至 90 年代中期的 48%～76% 提高到目前 80%～90%，而 DES 的出现也显著改善了 CTO 病变 PCI 的中远期预后。CTO 病变的血运重建策略选择 PCI 还是 CABG 应个体化充分权衡两种策略的风险/获益比，策略的抉择应综合考虑患者临床情况以及血管病变的特点。下列情况优先考虑 CABG：① 合并左主干病变。② 复杂三支血管病变，尤其是合并胰岛素依赖性糖尿病、严重左心室功能障碍或慢性肾功能障碍。③ 供应较大面积心肌的前降支近端闭塞，但是其解剖结构不适合 PCI。④ 患者同时罹患多处 CTO 病变。实际临床实践中，严重钙化迂曲、闭塞时间过长而 PCI 成功率显著降低、已多次尝试 PCI 但失败者，也应考虑 CABG。目前认为，CTO 病变的 PCI 指征包括：① 优化药物治疗无效的心绞痛；② CTO 血管区域内存在大面积缺血心肌；③ 血管病变形态有利于 PCI 成功实施。对于存在 CABG 禁忌证或不接受 CABG 者，如优化药物治疗不能控制症状也应考虑实施 PCI。

(三) CTO 病变 PCI 的器械选择

鉴于 CTO 病变 PCI 的复杂性，不建议初学者涉及 CTO 病变的 PCI。

1. CTO 病变特征的判断

CTO 病变 PCI 成功的关键首先在于导丝能够通过闭塞节

段，而导丝的通过与病变自身的特征密切相关。多体位投照，仔细分析闭塞病变的形态学特点是成功的基础，无可视断端的开口闭塞、断端呈齐头残根状或断端处有较大的分支血管、血管迂曲、严重弥漫性钙化、闭塞节段≥20 mm、多段闭塞、桥侧支形成均不利于 PCI 的成功。而锥形断端、闭塞节段较短、断端无血管分支、血管迂曲与钙化较轻则有利于 PCI 的成功。在很多情况下，需要行对侧造影以判断闭塞血管远端的情况。

2. 指引导管的选择

选择适宜的器械是 PCI 成功的第一步，对于 CTO 病变，指引导管要求有良好的被动支撑力与同轴性，临床常用的指引导管有 EBU、XB、BL、AL、AR、EBUMAC、XBRCA 等，在被动支撑力不足的情况下，可通过适当的深插技术以增强主动支撑力，也可通过使用强支撑的导丝以及 OTW 球囊或微导管来获得更强的支撑；部分情况下，可采用锚定球囊技术或使用 5F in 6F 的子母指引导管。当指引导管反复发生嵌顿且调整无效时，则需要使用带有侧孔的指引导管。

3. 导引导丝的选择

在失败的病例中，导丝通过失败占 80%，故而正确选择导丝是 PCI 成功的关键，CTO 病变的导丝应根据闭塞的时间和解剖结构来选择。CTO 的常用导丝分为亲水涂层超滑导丝与缠绕型导丝，对于呈锥形无分支的血管残端、闭塞段迂曲或同时伴有闭塞近端严重迂曲的病变可考虑使用亲水涂层超滑导丝，如：Pilot 50～200、PT2、Whisper、Crosswire NT。如血管残端呈齐头闭塞、有分支血管、长节段闭塞或闭塞时间超过 6 个月，则宜选择缠绕型导丝，如：Cross-IT 100～400、Miracle 3～12、Conquest/Conquest pro 9～12。对于闭塞时间小于 6 个月者，通常首先选用中等硬度的导丝，如：Crosswire NT、Pilot 150、Cross-IT 100～200、Miracle 3。闭塞时间大于 6 个月者，可选用超强硬度的 Miracle 4.5～12 或锥形头端设计的 Conquest/

Conquest pro 系列。

（四）导引导丝的塑形及操控技术

对于 CTO 病变，正确的导丝尖端塑形是成功跨越病变的基础。鉴于穿刺近端纤维帽所需的推送力和穿越闭塞血管节段内微小孔道的要求，通常 CTO 导丝尖端塑形要求小半径，如弯曲长度 1~2 mm，弯曲角度 45°左右，必要时可加塑第二弯度。较大的尖端半径易使前向推送力分解且不易操控导丝的行走方向，硬导丝尖端半径过大十分容易损伤血管壁。导丝的操控需要耐心，缓慢旋转与推送，旋转角度不易超过 180°，特别是在很硬的钙化病变，过度单向旋转有可能导致导丝嵌顿。通常导丝前行 1~2 mm 即需要多体位投照或对侧造影并适时调整方向，以避免进入假腔或诱发夹层。导丝在穿刺较厚的近端纤维帽时，可根据情况逐步递增所用导丝的硬度，此即为"钻透"技术；当中等硬度的导丝无法通过，直接换用锥形头端的超硬导丝，穿刺近端纤维帽，此即为"穿透"技术。当导丝通过纤维帽或闭塞节段而出现突破感时，需要根据导丝尖端塑形存在与否以及摆动是否正常、是否进入相应的分支来判断导丝是否在真腔内。如果确认导丝进入假腔，可使用平行导丝技术：保留该导丝于原位，通过微导管或 OTW 球囊送入硬度更强的第二根导丝，尝试通过闭塞病变；当第二根导丝也进入假腔，可重新调整第一根导丝，两根导丝交替前行，直至通过，此为"跷跷板导丝技术"。如果导丝反复进入闭塞处的血管分支，可使用小球囊封堵该分支，以便于 CTO 导丝的操作（边支血管球囊封堵技术）。对于特定的血管，如右冠状动脉闭塞，在其他导丝技术失败时，经验丰富的医生可考虑使用内膜下循迹进入的导丝技术（STAR）：导丝沿真腔-假腔-真腔的路径通过病变。在 CTO 病变中，使用 OTW 球囊或微导管支撑，可增强导丝推送力，并有助于微调导丝的方向。虽然也可通过微导管或 OTW 球囊注入造影剂以判断导丝的位置，但如果导丝在假腔内则可能诱发大的夹层而导致 PCI 的失败或严重的并发症。

（五）CTO 的球囊通过技术

在 CTO PCI 失败的病例中，球囊不能通过者占 15%，支架病变不能扩张及支架不能通过者仅占 5%。球囊无法通过的主要原因为指引导管的支撑力不够，此时可首先深插原有的导引导管以获得更强的主动支撑力或送入另一强支撑导丝；如果无效，采用边支球囊锚定技术以稳定导引导管；有条件者也可使用 5F-in-6F 子母导引导管；必要时则需换用被动支撑力更强的导引导管。当球囊无法通过是由于病变的严重纤维化所致时，可使用多导丝斑块挤压技术，使用多导丝多次通过病变可增加闭塞节段的缝隙，有利于球囊的通过。而对于严重钙化的病变，则可能需要使用 Tornus 导管或高频旋磨。

（六）CTO 病变 PCI 的术式

CTO 病变 PCI 成功率的显著提高，得益于器械的革新和术式的变化。CTO 病变的开通可采用前向导丝技术，也可采用逆向导丝技术。通常以前向导丝技术为主，当前向开通失败或病变特征不适合前向导丝技术时，则应采用逆向导丝技术，逆向导丝技术相对较为复杂，要求术者有更为丰富的经验和特殊的器械。

（七）冠状动脉穿孔的处理

对于 CTO 病变的 PCI 而言，一个特别的并发症是冠状动脉穿孔，部分患者因心包填塞而死亡。应通过对病变特点仔细分析、小心操控导丝与正确选择合适的球囊和支架避免冠状动脉穿孔的出现。冠状动脉穿孔一旦出现，及早识别心包填塞是关键。对于血管壁线性造影剂滞留的 Ellis I 型穿孔，通常不需特殊处理但需警惕延迟性心包填塞的出现。造影剂外渗至心肌或心包的 Ellis II 型穿孔，多因导丝所致，可于穿孔近端采用球囊长时间低封堵并行超声检查，备用心包穿刺。无效者使用鱼精蛋白（1mg 中和 100U 肝素），使用欣维宁者需停用，必要时可输注血小板。出现心包填塞者应立即进行心包穿刺，并根据血管的情况决定置入带膜支架或自体栓塞，并随时准备外科手术。对于造影剂喷射性外渗的 Ellis Ⅲ 型穿孔，应立即以球囊封堵穿孔处并行心包穿刺，同时应快速扩容，给予鱼精蛋白，停用欣维宁，输注血小板。后继处理同 Ellis Ⅱ 型穿孔。

总之，对于 CTO 病变的 PCI，要根据患者的风险/获益比严格掌握指征，术者丰富的经验、正确的器械选择与操作技巧是 PCI 成功的关键。

四、CABG 后桥血管的 PCI

CABG 术后 1 年 17% 患者发生再缺血，术后 10 年缺血发生率高达 63%，而术后 1 年内静脉桥血管 15%～30% 出现病变和闭塞，10 年时，50% 的静脉桥血管发生闭塞。

（一）CABG 术后缺血原因

CABG 术后早期（30 天内）缺血复发通常与大隐静脉桥或乳内动脉桥血栓形成有关。而术后 1～12 个月发生缺血，其病因通常是吻合口附近的桥血管狭窄。术后晚期（1 年以上）发生缺血，通常反映了血管桥和（或）自体原位血管因动脉粥样硬化发生了新的狭窄。术后 3 年的大隐静脉桥常发生进行性退化，出现明显的动脉粥样硬化，其病变弥漫而软脆，富含血栓，上述特征的斑块如在外力的作用下发生脱落，极易导致无复流现象，引起远端血管栓塞，并发心肌梗死。

（二）桥血管的 PCI 指征

2007 年 ACC/AHA《经皮冠状动脉介入治疗指南》推荐如下：

1. CABG 术后早期缺血，如技术可行，应实施桥血管的 PCI（Ⅰ/B）；实施 PCI 的过程中，如技术可行，应使用远端保护装置（Ⅰ/B）。

2. CABG 术后晚期缺血（1～3 年），孤立桥病变且心功能较好的患者可实施桥血管的 PCI（Ⅱa/B）。CABG 术后 3 年以上的静脉桥病变,可实施PCI（Ⅱa/B）。

3.CABG术后,静脉桥血管的CTO病变以及多处靶病变、多支桥血管闭塞和左心功能受损者,除非再次CABG风险很高,不推荐PCI（Ⅲ/B）。

4.只要技术可行,大隐静脉桥实施PCI的患者,主张应用远端血栓保护装置（Ⅰ/B）。

中国2009《经皮冠状动脉介入治疗指南》对于CABG术后早期缺血（3个月内）实施PCI及使用远端保护装置依然作了Ⅰ类推荐,但证据的级别由B级上调至A级。对于孤立性桥病变所致的晚期缺血,没有对心功能加以限制,故而作了Ⅱa/C推荐。因DES用于桥血管PCI的疗效及安全性尚需更多的循证证据,因而DES用于桥血管为Ⅱb/B类指征。

（三）桥血管PCI的技巧

对于静脉桥血管,指引导管的选择应根据靶血管在升主动脉的开口形状和主动脉的宽度而定,可选择AL、AR、JR、Hockey stick或多功能指引导管,对于乳内动脉桥,可选择JR或特制IMA指引导管。导丝可选用普通的软导丝或超滑导丝,对于弯曲的左乳内动脉（LIMA）病变,以选择超滑导丝为宜。静脉桥血管的PCI应尽可能使用远端保护装置,使用远端保护装置导丝如FilterWire或AngioGuard,有时可能难于通过病变,可先以普通导丝跨于病变,小球囊低压扩张后再通过保护装置,滤网标志或封堵球囊应放置在病变远端2cm处,然后进行球囊预扩张。球囊直径与血管直径1∶1即可。在选择置入自扩张支架时,其直径应较血管直径大1.5mm,其长度应较病变血管长15mm,以补偿支架的弹性回缩和缩短。如为球囊扩张的BMS或DES,其直径应不小于血管直径。在特殊的情况下,如LIMA远端病变,可能需要自制或特制的短指引导管或长球囊。鉴于静脉桥血管PCI无复流的高发,桥血管内注射腺苷、硝酸甘油、合贝爽或异搏定有助于血流的恢复。常规使用GPⅡb/

Ⅲa受体拮抗剂似乎并不能改善预后。对于术中易出现缓慢性心律失常者，必要时应术前放置临时起搏器。

CABG术后1年内吻合口狭窄的PCI长期效果较好，特别是乳内动脉病变，而静脉桥口部狭窄及弥漫性病变PCI后长期疗效相对较差，因此，对CABG术后患者出现缺血应尽可能对原位血管而非桥血管行PCI。桥血管的PCI术后，依然存在再狭窄和病变的进展，控制冠心病的危险因素、戒烟和规范使用阿司匹林与他汀类降脂药物是有效的措施。

五、特殊人群的PCI

对于任何特定解剖学类型的病变，同时并存特定的临床情况将影响PCI的成功率并增加并发症。从现有的证据中得知，对于老年或女性冠心病患者，冠心病合并肾功能损害或糖尿病等临床情况，PCI风险将进一步增加，是死亡率增加的临床变量。本部分就此类特殊人群的PCI实践简述如下。

（一）老年患者的PCI

老年冠心病患者冠状动脉病变多为复杂高危病变，且合并诸多影响PCI预后的临床因素，如心肌梗死病史、心力衰竭、左室射血分数低下，同时常合并多种疾病如肾功能障碍、卒中等，故而出现不良事件的风险较高。对于年龄≥65岁的老年稳定型心绞痛患者，其PCI的成功率与再狭窄与非老年患者相似，但住院期间的不良事件、远期死亡以及PCI相关并发症的发生率显著增加。对于年龄≥65岁的ACS患者，较之保守治疗策略，早期PCI策略对于经选择的患者可显著提高生存率。老年急性STEMI患者的再灌注策略与非老年患者相似，再灌注时间窗内应积极实施直接PCI，无条件者应进行转运PCI。

在技术方面，老年患者与非老年患者的PCI并无不同，但应采取相应的措施，防止并发症的出现，需考虑：① 避免心功能的恶化，预防造影剂肾病；② 预防、监测术后双重抗血小板治疗引起的严重出血如胃肠道出血与脑出血；③ 由于血管动脉粥样硬化斑块的多发，操作时应谨慎，避免斑块脱落所致的缺血性脑卒中；④ 对于多支血管病变，应视具体情况采取分次 PCI 的策略，以避免过多使用造影剂和过长的 X 线照射而影响心肾功能以及造成放射性皮肤、造血系统的损害。⑤ 老年患者的 PCI，不应苛求完全的血运重建，部分患者应以改善症状为主，对于不适合双重抗血小板治疗或预计生存期较短的患者，不应置入 DES。

（二）女性患者的 PCI

相对于男性患者，女性 PCI 患者年龄大、合并高血压、糖尿病、高胆固醇血症以及并存疾病者多。尽管其冠状动脉病变的程度、斑块的形态与血管内径同男性患者并无区别，但女性患者 PCI 的住院死亡率显著高于男性，且与 PCI 相关的血管并发症、冠状动脉夹层和穿孔发生率也高于男性。就女性自身而言，与静脉溶栓相比，STEMI 时直接 PCI 的相对受益与男性相当，但绝对受益更大。

由于女性患者出血发生率明显高于男性，PCI 术中及术后应避免过于积极的抗凝治疗，应根据体重使用抗凝剂。对于女性 ACS 患者，高危患者受益于早期 PCI 策略，使用 GPⅡb/Ⅲa 受体拮抗剂虽然不增加严重出血的风险，但也并不能增加获益的程度。实施 PCI 时，使用更小直径的鞘管或有条件者采用桡动脉路径有助于减少穿刺局部并发症的发生。术中避免过度的高压预扩张和后扩张，选择与血管直径相匹配的支架，或可减少冠状动脉夹层与穿孔。

（三）肾功能障碍患者的 PCI

肾功能障碍是 PCI 术后预后不良的强烈预测因素。伴肾功能障碍患者行 PCI 时其肾功能恶化、出血、支架内急性/亚急性血栓的发生率均显著增加。对比剂诱发的对比剂肾病是 PCI 后常见的、潜在严重并发症。对比剂肾病临床相关因素包括：基础存在肾功能不全，特别是糖尿病肾病、年龄＞70岁、血容量不足、低血压、心力衰竭、肾毒性药物等，PCI 操作相关因素包括：大量使用对比剂、72 小时内多次使用对比剂、使用高渗对比剂等。故而，肾功能障碍患者 PCI 以围术期预防对比剂引起的急性肾衰竭为主。由于血清肌酐并非预测对比剂肾病的可靠指标，为了正确评价肾功能，建议使用估算的肾小球滤过率（eGFR）（简化 MDRD 公式）或肌酐清除率（Cockcroft-Gault 公式）。eGFR＜60 ml/（min·1.73m^2），对比剂肾病的发生率显著增加。采取以下措施预防造影剂肾病至关重要。① 对比剂肾病高危者应估算肾小球滤过率或肌酐清除率。② 围术期充分术前水化：水化是目前比较肯定的预防对比剂肾病的方法。术前 6～12 小时开始静脉滴注 0.9％生理盐水（1.0～1.5 ml/（kg·h），维持到术后 6～26 小时。③ PCI 术中使用等渗或低渗非离子型对比剂如碘海醇（欧乃派克）、威视派克有助于减少对比剂肾病的发生。④ 尽可能减少对比剂的用量，不同状态下对比剂的最大用量估算：5 ml×体重（kg）/血肌酐（mg/dl）。⑤ 避免短期内重复使用对比剂，可采用诊断性造影后延迟 PCI 及多支病变分次 PCI 的策略。

肾功能障碍患者的出血风险明显增加，其围术期抗栓策略，相关指南尚无明确的规范。由于肾功能不全患者低分子肝素的排泄延迟，故而建议指南推荐严重肾功能不全的患者使用普通肝素抗凝，并严密检测 ACT 及 APTT，随时调整肝素用量。为预防上消化道出血，可预防性使用质子泵抑制剂（PPI）；此外，对于出血及术后支架内血栓风险高者，可根据病变情况选择金属裸支架（BMS），并强调严格的支架高压后扩张以确保支架充分扩张与贴壁良好。

（四）糖尿病患者的 PCI

糖尿病患者的冠状动脉病变多为弥漫性多支血管病变、小血管及远端血管病变、左主干病变。其 PCI 效果劣于非糖尿病患者，且并发症、死亡、术后再狭窄及支架内血栓的发生率高于非糖尿病患者。在 2007ACC/AHA《经皮冠状动脉介入治疗指南》中，对于严重糖尿病患者合并无症状心肌缺血或 CCS Ⅰ～Ⅲ级心绞痛或 ACS，其冠状动脉病变为 2～3 支血管且同时存在前降支近段病变者，可考虑实施 PCI，推荐级别为 Ⅱb/B；而中国 2009《经皮冠状动脉介入治疗指南》对此类患者 PCI 的推荐级别为 Ⅱb/C，使用 DES 为 Ⅱb/B 类适应证。早期研究显示球囊与 BMS 的 PCI 结果显著劣于 CABG；即使使用 DES，糖尿病复杂病变时行 PCI 的结果得到了显著的改善，但仍然存在较高的靶血管再次血运重建率。故而，糖尿病患者进行 PCI 前应对患者进行严格的甄别，稳定型心绞痛者，可使用 Syntax 积分系统与 EURO 评分系统，以识别不适合 CABG 但受益于 PCI 的患者。而对于糖尿病合并 ACS 的患者，宜使用 TIMI 积分与 PURSUIT、GRACE 评分进行危险分层，评估患者的风险，从而选中受益于早期 PCI 策略的中高危患者。对于糖尿病并发 STEMI 的患者，其 PCI 的获益程度与非糖尿病患者相似。

总之，更多的循证资料支持 CABG 作为糖尿病患者血运重建策略。糖尿病患者 PCI 围术期及术后长期的综合危险因素管理及严格的二级预防治疗对于改善病人预后至关重要，与非糖尿病者相似。

对于特殊人群的血管重建，应充分考虑不同患者的具体临床情况及病变特点，选择适合的血管重建方式，随着针对以上特殊人群的大型临床试验结果的不断完善，将对相关人群的血管重建策略提供更充分的循证医学证据。

(郑晓群)

参考文献

1. Renkin J, Wijns W, Hanet C, et al. Angioplasty of coronary bifurcation

stenosis. Cathet Cardiovasc Diagn, 1991, 22: 167-173.
2. Myler RK, Shaw RE, Stetzer SH, et al. Lesion morphology and coronary angioplasty: Current expierence and anlysis. J Am Coll Cardiol, 1992: 1641-1652.
3. ACC/AHA. Guidelines for percutaneous transluminal coronary angioplasty: a report of the American College of Cardiology/American Heart Association Task Force on Assessement of Diagnostic and Therapeutic Cardivascular Procedures (Committee on Percutaneous Transluminal Coronary Angioplasty). J Am Coll Cardiol, 1993, 22: 2033-2054.
4. Colombo A, Moses JW, Morice MC, et al. Randomized study to evaluate sirolimus-eluting stents implanted at coronary bifurcation lesions. Circulation, 2004, 109: 1244-1249.
5. Lefevre T, Louvard Y, Morice MC, et al. Stenting of bifurcation lesions: classification, treatments, and results. Catheter Cardiovasc Interv, 2000, 49: 274-283.
6. Safian RD, Freed MS. The manual of interventional cardiology. Royal Oak: Physicians Press, 2001, 222-228.
7. Medina A, Suarez de Lezo J, Pan M. A new classification of coronary bifurcation lesions. Rev Esp Cardiol, 2006, 59: 183.
8. 陈纪林. 分叉病变的分型和治疗策略探讨. 中华心血管病杂志, 2006, 34: 551-552.
9. Movahed MR, Stinis CT. A new proposed simplified classification of coronary artery bifurcation lesions and bifurcation interventional techniques. J Invasive Cardiolo, 2006, 18: 199-204.
10. Steigen TK, Maeng M, Wiseth R, et al. Randomized study on simple versus complex stenting of coronary artery bifurcation lesions: the Nordic bifurcation study. Circulation, 2006, 114: 1955-1961.
11. BBC ONE. British Bifurcation Coronary Study: Old, New and Evolving strategies. Transcatheter Cardiovascular Therapeutics (TCT), 2008.
12. Niemela M, Kervinen K, Erglis A, et al. Nordic Bifurcation Study Ⅱ. The Nordic Stent TechniqueStudy: A Randomized Study of Crush vs. Culotte Stent Techniques with Sirolimus Eluting Stents in Bifurcation

Lesions. Transcatheter Cardiovascular Therapeutics (TCT), 2007.
13. Colombo A, Bramucci E, Sacca S, et al. Randomized study of the crush technique versus provisional side-branch stenting in true coronary bifurcations: the CACTUS (Coronary Bifurcations: Application of the Crushing Technique Using sirolimus-Eluting Stents) Study. Circulation, 2009, 119: 71-78.
14. 中华医学会心血管病学分会，中华心血管病杂质编辑委员会．经皮冠状动脉介入治疗指南（2009）．中华心血管病杂志，2009，37：4-25.
15. Cheng SL, Zhang JJ, Ye F, et al. Study comparing the double kissing (DK) crush with classical crush for the treatment of coronary bifurcation lesions: the DECRUSH-1Bifurcation Study with drug-eluting stents. Eur J Clin Invest, 2008, 38: 361-371.
16. Ellis SG, Tamayi H, Nobuyoshi M, et al. Contemporary percutaneous treatment of unprotected left main stenoses; initial results from a multicenter registry analysis 1994-2996. Circulation, 1997, 96: 3867-3872.
17. Miketic S, Carlsson J, Neuhaus KL, et al. Percutaenous transluminal coronary angioplasty of left main stenosis-results of the German PTCA registry. Z Kardiol, 2000, 89: 508-512.
18. Marco J, Fajadet J. Unprotected left main stenting. EuroPCR, 2004: 172-181.
19. Daemen J, Boersma E, Flather M, et al. Long-term safety and efficacy of percutaneous coronary intervention with stenting and coronary artery bypass surgery for multivessel coronary artery disease: a metaanalysis with 5-year patient-level data from the ARTS, ERACI-Ⅱ, MASS-Ⅱ, and SoS trials. Circulation, 2008, 118: 1146-1154.
20. Bravata DM, Gienger AL, McDonald KM, et al. Systematic review: the comparative effectiveness of percutaneous coronary interventions and coronary artery bypass graft surgery. Ann Intern Med, 2007, 147: 703-716.
21. ACC/AHA. 2007 Focused update of the ACC/AHA/SCAI 2005 Guideline Update for Percutaneous Coronary Intervention: a report of the American College of Cardiology/American Heart Association Task Force

on Practice Guidelines: 2007 Writing Group to Review New Evidence and Update the ACC/AHA/SCAI 2005 Guideline Update for Percutaneous Coronary Intervention, Writingon Behalf of the 2005 Writing Committee. Circulation, 2008, 117: 261-295.
22. Brener SJ, Galla JM, Bryant R Ⅲ, et al. Comparison of percutaneous versus surgical revascularization of severe unprotected left main coronary stenosis in matched patients. Am J Cardiol, 2008, 101: 169-172.
23. Chieffo A, Morici N, Maisano F, et al. Percutaneous treatment with drug-eluting stent implantation versus bypass surgery for unprotected left main stenosis: a single-center experience. Circulation, 2006, 113: 2542-2547.
24. Buszman PE, Kiesz SR, Bochenek A, et al. Acute and late outcomes of unprotected left main stenting in comparison with surgical revascularization. J Am Coll Cardiol, 2008, 51: 538-545.
25. Lee MS, Kapoor N, Jamal F, et al. Comparison of coronary artery bypass surgery with percutaneous coronary intervention with drug-eluting stents for unprotected left main coronary artery disease. J Am Coll Cardiol, 2006, 47: 864-870.
26. Sanmartin M, Baz JA, Claro R, et al. Comparison of drug-eluting stents versus surgery for unprotected left main coronary artery disease. Am J Cardiol, 2007, 100: 970-973.
27. Serruys PW, Morice MC, Kappetein AP, et al. Percutaneous Coronary Intervention Versus Coronary-Artery Bypass Grafting for Severe Coronary Atery Disease. N Engl J Med, 2009, 360: 961-927.
28. Sianos G, Morel MA, Kappetein AP, et al. The SYNTAX score: an angiographic toolgrading the complexity of coronary artery disease. EuroIntervention, 2005, 1: 219-227.
29. Nashef SA, Roques F, Michel P, et al. European System for Cardiac Operative Risk Evaluation (EuroSCORE). Eur J Cardiothorac Surg, 1999, 16: 9-13.
30. Das P, Meredith I. Role of intravascular ultrasound in unprotected left main percutaneous coronary intervention. Expert Rev Cardiovasc Ther,

2007, 5: 81-89.
31. Olivari Z, Rubartelli P, Piscione F, et al. Immediate results and one-year clinical outcome after percutaneous coronary interventions in chronic total occlusions: data from a multicenter, prospective, observational study (TOAST-GISE). J Am Coll Cardiol, 2003, 41: 1672-1678.
32. Stone GW, Colombo A, Teirstein PS, et al. Percutaneous recanalization of chronically occluded coronary arteries: procedural techniques, devices, and results. Catheter Cardiovasc Interv, 2005, 66: 217-236.
33. Di Mario C, Werner GS, Sianos G, et al. European perspective in the recanalisation of chronic total occlusions (CTO): consensus document from the EruoCTO Club. EuroInterv, 2007, 3: 30-43.
34. ESC. Guidelines for percutaneous coronary intervetions: The task force for percutaneous coronary interventions of the European Society of Cardiology. Eur Heart J, 2005, 26: 804-847.
35. Stone GW, Kandzari DE, Mehran R, et al. Percutaneous recanalization of chronically occluded coronary arteries: A consensus documents: Part I. Circulation, 2005, 112: 2364-2372.
36. Stone GW, Reifart NJ, Moussa I, et al. Percutaneous recanalization of chronically occluded coronary arteries: A consensus documents: Part II. Circulation, 2005, 112: 2530-2537.
37. Ochiai M, Ashida K, Araki H, et al. The latest weir technique of chronic total occlusion. Ital Heart J, 2005, 6: 489-493.
38. Colombo A, Mikhail GW, Michev I, et al. Treating chronic total occlusions using subintimal tracking and reentry: the STAR technique. Catheter Cardiolvasc Interv, 2005, 4: 407-411.
39. Saito S. Different strategies of retrograde approach in coronary angioplasty for chronic total occlusion. Catheter Cardiovasc Interv, 2008: 71-89.
40. Ellis SG, Ajluni S, Arnold AZ, et al. Increased coronary perforation during the new device era. Incidence, classification, management, and outcome. Circulation, 1994, 90: 2725-2730.
41. FitzGibbon GM, Kafka HP, Leach AJ, et al. Coronary bypass graft fate and patient outcome: angiographic follow-up of 5605 grafts related to

survival and reoperation in 1388 patients during 25 years. J Am Coll Cardiol, 1996, 28: 612-626.
42. Reeves F, Bonan R, Cote G, et al. Long-term angiographic followup after angioplasty of venous coronary bypass grafts. Am Heart J, 1991, 122: 620-627.
43. Tan Kh, Henderson RA, Sulke N, et al. Percutaneous transluminal coronary angioplasty in patients with prior coronary artery bypass grafting: ten years experience. Cathet Cardiovasc Diagn, 1994, 32: 11-17.
44. Hong MK, Mehran R, Dangas G, et al. Creatine kinase-MB enzyme elevation following successful saphenous vein graft intervention is associated with late mortality. Circulation, 1999, 100: 2400-2405.
45. Halkin A, Masud AZ, Rogers C, et al. Six-month outcomes after percutaneous intervention for lesions in aortocoroany saphenous vein graft using distal protection device: results from the FIRE trail. Am Heart J, 2006, 151 (915): e1-7.
46. Mehta SK, Frutkin AD, Milford-Beland S, et al. Utilization of distal emolic protection in saphenous vein graft intervetions (an analysis of 19546 patients in the American College of Cardiology-National Cardiovascular Data Registry). Am J Cardiol, 2007, 100: 1114-1118.
47. Belardi J. Beyond the limit on percutaneous intervention of saphenous vein graft. Catheter Cardiovasc Interv, 2005, 64: 387-388.
48. Klein LW, Block P, Brindis RG, et al. Percutaneous coronary interventions in octogenarians in the American College of Cardiology-National Cardiovascular Data Registry: development of a nomogram predictive of in-hospital mortality. J Am Coll Cardiol, 2002, 40: 394-402.
49. Bache RG, Cannon CP, Weintraub Ws, et al. The effect of routine, early invasive management on outcome for elderly patients with non-ST-segment elevation acute coronary syndromes. Ann Intern Med, 2004, 141: 186-196.
50. Guagliumi G, Stone GW, Cox DA, et al. Outcome in elderly patients undergoing primary coronary intervention off acute myocardial infarction: results from the Controlled Abciximab and Device Investigation to

Lower Late Angioplasty Complications (CADILLLAC) trail. Circulation, 2004, 110: 1598-1604.
51. Malenka DJ, Wennberg DE, Quinton HA, et al. Gender-related changes in the practice and outcomes of percutaneous transluminal coronary angioplasty. JAMA, 1993, 269: 2091-2095.
52. Kahn JK, Rhtherford BD, McConahay DR, et al. Comparison of procedural results and risks of coronary angioplasty in men and women for conditions other than acute myocaridial infarction. Am J Cardiol, 1992, 69: 1241-1242.
53. Kornowski R, Lansky AJ, Mintz GS, et al. Comparison of men versus women in cross-sectional area luminal narrowing, quantity of plaque, presence of calcium in plque, and lumen location in coronary arteries by intravascular ultrasound in patients with stable angina pectoris. Am J Cardiol, 1997, 79: 1601-1605.
54. Welty FK, Lewis SM, Kowalker W, et al. Reasons for higher in-hospital mortality >24 hours after percutaneous transluminal coronary angioplasty in women compared with men. Am J Cardiol, 2001, 88: 473-477.
55. Greenberg MA, Mueller HS. Why the excess mortality in women after PTCA? Circulation, 1993, 87: 1030-1032.
56. Tamis-HollandJE, PalazzoA, Stebbins AL, et al. Benefits of direct angioplasty for women and men with acute myocardial infarction: results of the Global Use of Strategies to Open Occluded Arteries in Acute Coronary Syndrome Agioplasty (GUSTO II-B) Angioplasty substudy. Am Heart J, 2004, 147: 1333-139.
57. Bavry AA, Kumbhani DK, Quiroz R, et al. Invasive therapy with glycoprotein II b/III a inhibitors and intracoronary stents improves in non-ST segment elevation acute coronary syndromes: a meta-analysis and review of the literature. Am J Cardiol, 2004, 93: 830-835.
58. Muller C, Neumann FJ, Perruchoud AP, et al. Renal function and long term mortality after unstable angina/non-ST segment elevation myocardial infarction treated very early and predominantly with percutaneous coronary intervention. Heart, 2004, 90: 902-907.

59. Taliercio CP, Vlietstra RE, Fisher LD, et al. Risks for renal dysfunction with cardiac angiography. Ann Intern Med, 1986, 104: 501-504.
60. Mehran R, Aymong ED, Nikolsky E, et al. A simple risk score for prediction of contrast-induced nephropathy after percutaneous coronary intervention: development and initial validation. J Am Coll Cardiol, 2004, 44: 1393-1399.
61. Trivedi HS, Moore H, Nasr S, et al. A randomized porspective trial to assess the role of saline hydration on the development of contrast nephrotoxicity. Nephron Clin Pract, 2003, 93: C29-34.
62. West NE, Ruyrok PN, Disco CM, et al. Clinical and angiographic predictors of restenosis ater stent deployment in diabetic patients. Circulation, 2004, 109: 867-873.
63. The BARI Investigators. The final 10-year follow-up results from the BARI randomized trial. J Am Coll Cardiol, 2007: 1600-1606.
64. Abizaid A, Costa MA, Centemero M, et al. Clinical and economic impact of diabetes mellitus on percutaneous and surgical treatment of multivessel coronary disease patients: insights from the Arterial Revascularization Therapy (ARTS) trail. Circulation, 2001, 104: 533-538.
65. Hannan EL, Wu CT, Walford G, et al. Drug-eluting stents vs. coronary-artery bypass grafting in multivessel coronary disease. N Eng J Med, 2008, 358: 331-341.
66. Antman EM, Cohen M, Bernink PJ, et al. The TIMI risk score for unstable angina/non-ST elevation MI: a method for prognostication and therapeutic decision making. JAMA, 2000, 284: 835-42.
67. Boersma E, Pieper KS, Steyerberg EW, et al. Predictors of outcome in patients with acute coronary syndromes without persistent STsegment elevation. Results from an international trial of 9461 patients. The PURSUIT Investigators. Circulation, 2000, 101: 2557-67.
68. Eagle KA, Lim MJ, Dabbous OH, et al. A validated prediction model for all forms of acute coronary syndrome: estimating the risk of 6-month postdischarge death in an international registry. JAMA, 2004, 291: 2727-33.